Será que seu Passarinho Cabe na minha Gaiola?

Thieme Revinter

Será que seu Passarinho Cabe na minha Gaiola?

Ângelo do Carmo Silva Matthes
Graduado em Educação Infantil no Curso de Formação dos Professores Primários do Estado de São Paulo pelo Ginásio Estadual Severino Meirelles de Santa Rita do Passa Quatro
Graduado em Medicina pela Faculdade de Medicina de Ribeirão Preto da USP
Mestrado em Tocoginecologia pela Faculdade de Medicina de Ribeirão Preto da USP
Doutorado em Tocoginecologia pela Faculdade de Medicina de Ribeirão Preto da USP
Título de Especialista em Ginecologia e Obstetrícia pela Federação Brasileira de Ginecologia e Obstetrícia FEBRASGO
Título de Especialista em Citopatologia pela Sociedade Brasileira de Citopatologia
Título de Especialista em Mastologia pela Sociedade Brasileira de Mastologia SBM
Título de Especialista em Sexologia pela Sociedade Brasileira de Estudos em Sexualidade Humana SBRASH

Thieme
Rio de Janeiro • Stuttgart • New York • Delhi

Dados Internacionais de Catalogação na Publicação (CIP) de acordo com ISBD

M436s

Matthes, Ângelo do Carmo Silva
  Será que seu Passarinho Cabe na minha Gaiola?/Ângelo do Carmo Silva Matthes. – Rio de Janeiro: Thieme Revinter Publicações Ltda, 2022.

  170 p.: il.: 14 cm x 21 cm.
  Inclui bibliografia
  ISBN 978-65-5572-129-4
  eISBN 978-65-5572-130-0

  1. Medicina. 2. Ginecologia. I. Título.

	CDD: 618.1
2021-4003	CDU: 618.1

Elaborado por Vagner Rodolfo da Silva – CRB-8/9410

Contato com o autor:
amatthes@outlook.com.br

© 2022 Thieme. All rights reserved.

Thieme Revinter Publicações Ltda.
Rua do Matoso, 170
Rio de Janeiro, RJ
CEP 20270-135, Brasil
http://www.ThiemeRevinter.com.br

Thieme USA
http://www.thieme.com

Design de Capa: © Thieme
Créditos Imagem da Capa: Thieme Revinter

Impresso no Brasil por Forma Certa Gráfica Digital Ltda.
5 4 3 2 1
ISBN 978-65-5572-129-4

Também disponível como eBook:
eISBN 978-65-5572-130-0

Nota: O conhecimento médico está em constante evolução. À medida que a pesquisa e a experiência clínica ampliam o nosso saber, pode ser necessário alterar os métodos de tratamento e medicação. Os autores e editores deste material consultaram fontes tidas como confiáveis, a fim de fornecer informações completas e de acordo com os padrões aceitos no momento da publicação. No entanto, em vista da possibilidade de erro humano por parte dos autores, dos editores ou da casa editorial que traz à luz este trabalho, ou ainda de alterações no conhecimento médico, nem os autores, nem os editores, nem a casa editorial, nem qualquer outra parte que se tenha envolvido na elaboração deste material garantem que as informações aqui contidas sejam totalmente precisas ou completas; tampouco se responsabilizam por quaisquer erros ou omissões ou pelos resultados obtidos em consequência do uso de tais informações. É aconselhável que os leitores confirmem em outras fontes as informações aqui contidas. Sugere-se, por exemplo, que verifiquem a bula de cada medicamento que pretendam administrar, a fim de certificar-se de que as informações contidas nesta publicação são precisas e de que não houve mudanças na dose recomendada ou nas contraindicações. Esta recomendação é especialmente importante no caso de medicamentos novos ou pouco utilizados. Alguns dos nomes de produtos, patentes e design a que nos referimos neste livro são, na verdade, marcas registradas ou nomes protegidos pela legislação referente à propriedade intelectual, ainda que nem sempre o texto faça menção específica a esse fato. Portanto, a ocorrência de um nome sem a designação de sua propriedade não deve ser interpretada como uma indicação, por parte da editora, de que ele se encontra em domínio público.

Todos os direitos reservados. Nenhuma parte desta publicação poderá ser reproduzida ou transmitida por nenhum meio, impresso, eletrônico ou mecânico, incluindo fotocópia, gravação ou qualquer outro tipo de sistema de armazenamento e transmissão de informação, sem prévia autorização por escrito.

DEDICATÓRIA

Quero dedicar esta obra às mulheres que conviveram próximas a mim, nesta minha vida: minha querida mãe, dona Aparecida; minhas irmãs: Áida, Hilda e Glorinha; Aline e Daniela, esposas dos meu queridos filhos; de modo todo especial, à minha querida esposa, Heloísa; minha querida filha, Lizandra; e às amadas netinhas, Eloah, Geórgia e Beatriz, todas portadoras deste órgão anatômico inspirador para a realização deste livro.

AGRADECIMENTO

Quero deixar meu sincero agradecimento a todas as mulheres que permitiram que eu adquirisse o conhecimento suficiente a fim de que pudesse escrever este livro e ajudar as mulheres a vivenciarem uma vida sexual prazerosa.

Um agradecimento especial à minha querida esposa, Heloísa, que muito contribuiu para a minha formação de homem, cidadão e médico. A todos os meus queridos professores, desde os anos primários até o doutorado, que permitiram que fizesse minha formação.

Aos meus queridos filhos, Ângelo Gustavo, Tiago e Lizandra, que nos dão grande orgulho e perpetuam nossa genética em nossos queridos netos.

PREFÁCIO

Este livro é fruto das observações clínicas de minha atuação como ginecologista e sexólogo em meu consultório e de pesquisador nas Faculdades de Medicina, em que fui professor; a de Ribeirão da Universidade de São Paulo (USP), da Barão de Mauá e da Universidade de Ribeirão Preto (UNAERP).

Contudo, o maior incentivo para as minhas publicações no assunto, motivo do livro, foi ter recebido o e-mail que transcrevo a seguir e que realmente deu grande impulso às minhas pesquisas. Por isso neste prefácio, quero agradecer à psicóloga, sexóloga, Ana Cristina Canosa, editora da Revista da SBRASH-Sociedade Brasileira de Sexualidade Humana:

> "O artigo, Descrição de uma condição médica: a SVCR - Síndrome da Vagina Curta Relativa, foi aprovado para publicação na Revista Brasileira de Sexualidade Humana, v. 23. n. 1, ano 2012. Segundo um dos editores que o avaliaram: O artigo é muito bom, só que os autores não seguem as normas da Revista quanto ao aspecto formal. Muitas coisas necessitam ser corrigidas (principalmente, nas referências). Fiz ainda algumas pequenas sugestões para aprimorar o artigo. Usei os métodos que sempre utilizo, partes com problemas sublinhadas, observações e correções no texto na cor vermelha. Remeta-o aos autores para as correções. Enfatizo ser o artigo muito interessante, bem escrito e apoiado em bibliografia pertinente e atualizada.
> Portanto, peço que corrija o artigo seguindo as normas da revista que envio em anexo para facilitar. Considerem as observações do editor! Temos tempo. Acredito que essa revista só será publicada no segundo semestre de 2012.
> Att: Ana Cristina Canosa."

Graças à sensibilidade da editora, o artigo foi publicado, em 2012, e a ele seguiram-se outros, inclusive este livro, que dedico a todas as mulheres que de uma forma ou outra puderam contribuir para a melhoria da qualidade de vida de muitas outras mulheres, que sofriam de dor pélvica e de dispareunia e tiveram estas queixas clínicas resolvidas.

Ângelo do Carmo Silva Matthes

SUMÁRIO

INTRODUÇÃO xiii
1 POR QUE ESCREVER ESTE LIVRO? 1
2 POR QUE TER RELAÇÕES SEXUAIS E PARA QUE SERVE A VAGINA? 5
3 O QUE ENCONTRAMOS SOBRE A DOR NA RELAÇÃO SEXUAL, QUANDO PESQUISAMOS NA INTERNET 9
4 CURIOSIDADES E COMENTÁRIOS SOBRE A VAGINA DA MULHER PESQUISADOS NA INTERNET 17
5 DISCUSSÃO E PERGUNTAS COM RESPOSTAS, SOBRE A VAGINA DA MULHER, PESQUISADAS NA INTERNET E COMENTÁRIOS DO AUTOR 57
6 CONSIDERAÇÕES SOBRE O TAMANHO DA VAGINA DA MULHER 67
7 CONSIDERAÇÕES SOBRE O TAMANHO DO PÊNIS MASCULINO HUMANO VERIFICADAS NA INTERNET. COMENTÁRIOS SOBRE O PÊNIS HUMANO – CONHEÇA O SEU PASSARINHO 71
8 SERÁ QUE SEU PASSARINHO ENTRA NA MINHA GAIOLA? DISPAREUNIA SUPERFICIAL, VULVODINIA, VAGINISMO 85
9 A GAIOLA É PEQUENA SE O PASSARINHO FOR GRANDE. DISPAREUNIA DE PROFUNDIDADE E A SÍNDROME DA VAGINA CURTA RELATIVA 95
10 CASOS CLÍNICOS DA SÍNDROME DA VAGINA CURTA RELATIVA 103
11 O PASSARINHO GRANDE DANIFICA A GAIOLA? A GAIOLA PEQUENA TRAUMATIZA O PASSARINHO? 109
12 PRECISO TROCAR DE PASSARINHO PARA NÃO ESTRAGAR A MINHA GAIOLA? 113

13 COMO COLOCAR UM PASSARINHO NA MINHA GAIOLA. POSIÇÕES PARA EVITAR TRAUMATISMO NO FUNDO DA VAGINA 117

14 QUAIS OS CUIDADOS QUE DEVO TER COM MINHA GAIOLA? SERÁ QUE O SEU PASSARINHO CABE NA MINHA GAIOLA?................... 123

15 ABORDAGEM ATUAL DA DOR NA RELAÇÃO SEXUAL 127

16 *ENJOY!*........ GAIOLA CONFORTÁVEL, FELICIDADE GERAL! 141

17 LEITURAS RECOMENDADAS 143

ÍNDICE REMISSIVO 149

INTRODUÇÃO

Antes mesmo de concluir este livro, já sabia qual seria a sua capa; e eis que indo palestrar, em um evento, na Escola de Enfermagem da Universidade Federal de Brasília, deparo-me com uma exposição retrospectiva de desenhos, do Ministério da Saúde, em que a capa, que eu idealizara para este livro, estava lá.

O Cartum, usado na capa do livro, é de domínio público, segundo o Prof. Mário Ângelo do grupo de DST-AIDS, do Núcleo Cultural do Ministério da Saúde, e foi um dos 120 selecionados no tema: Prevenção entre outros 300 selecionados; nos temas: Direitos humanos e tratamento entre 1.500 trabalhos, vindos de 50 países, inscritos para o I Festival Internacional de Humor em DST e AIDS, que foi uma iniciativa do Ministério da Saúde e do Instituto Memorial de Artes Gráficas (IMAG), realizado em Brasília, em 2004. Acontece que, a despeito de diversos *e-mails* e outros contatos com os responsáveis pela parte gráfica do Ministério da Saúde, não consegui, efetivamente, obter uma certeza de que aquele cartum seria, realmente, de domínio público, por isso, por orientação dos editores da Thieme Revinter, aos quais muito agradeço, Renata e Leonardo; foi feito novo cartum, que substitui perfeitamente o idealizado, e portanto passou a ser a capa do livro.

A capa e o título deste livro trazem indagações:

1. Para os homens, portadores de pênis, passarinho: Vale a pena colocar meu passarinho na gaiola? É necessário colocar o passarinho na gaiola? Será que o meu passarinho ficará confortável dentro da gaiola em que será colocado, não sofrerá danos e não causará estragos nesta gaiola.
2. Para as mulheres, portadoras de vagina, gaiola: A minha gaiola precisa de um passarinho? Preciso sempre colocar um passarinho em minha gaiola? Será que o passarinho, quando for colocado, caberá dentro da minha gaiola e me trará alegria e desejo de quero mais e, portanto, não me ocasionará danos?

Estas indagações, com certeza, raramente passam nas mentes dos protagonistas de uma relação sexual, contudo, são de suma importância para um relacionamento duradouro e prazeroso. Para ajudar a responder e dar soluções a estas dúvidas, escrevo este livro focado na dor durante a relação sexual, sem me preocupar com a relação sexual em si, isto é, se precisa ou não colocar o passarinho na gaiola.

Popularmente, o pênis masculino é apelidado de passarinho, entre tantos outros codinomes, e como se usa a gaiola para colocar um passarinho, a vagina feminina também é chamada de gaiola, contudo, nem sempre uma gaiola é suficientemente capaz de acomodar qualquer passarinho, o que também ocorre com a vagina feminina, que muitas vezes é pequena para um pênis grande.

Esta última afirmação quebra um grande paradigma, um mito e, também, um grande tabu para os homens, pois há muitas pessoas, inclusive profissionais médicos, que acreditam que a vagina acomoda pênis de qualquer tamanho, o que não é verdade para todas as mulheres.

Pois, para a maioria das mulheres brasileiras, que irão se relacionar com homens brasileiros, a afirmação, inclusive de profissionais médicos, *"a vagina acomoda pênis de qualquer tamanho,"* é praticamente correta, pois a medida em centímetros da vagina da mulher brasileira, em distensão máxima é de 13 ± 3 cm, e o pênis ereto do brasileiro mede 14 ± 2 cm. Portanto, o problema ocorre com uma pequena porcentagem de mulheres que têm vagina, que mede menos de 13 cm e terão intercurso sexual com homens de pênis com mais de 14 cm.

Este livro é dedicado a todas as mulheres que gostam da relação sexual, que é um momento de entrega, prazer e cumplicidade, parte importante de nossa vida, mas que se têm dor, poderão, nesse momento mágico, ter alguma sensação desconfortável e até mesmo insuportável.

Aos homens, que querem ser bons amantes, e realmente dar prazer às suas companheiras, também recebam parte desta dedicação.

Aos colegas profissionais, que atendem pacientes com problemas sexuais, principalmente, os relacionados com dor no ato sexual, esperando que possa ajudá-los a resolver problemas de suas pacientes.

Apresentamos este livro para informar às mulheres com vida sexual ativa a vivenciarem sua sexualidade, com prazer e desejo de fazerem sexo, uma vez que poderão evitar as relações sexuais com dor, o que chamamos de dispareunia, condição desagradável para a grande maioria das mulheres, pois sabemos que uma pequena parcela da população sente prazer, em prática sadomasoquista, que tem na dor seu grande prazer.

Para todas as outras mulheres, não adeptas desta prática, conhecer o seu organismo e o que acontece com sua vagina, no ato sexual, serão de grande valia e importância para aproveitar uma vida sexual saudável.

INTRODUÇÃO

Procurei escrever este livro com a mesma linguagem usada no consultório médico, sem uso de termos científicos, que poderiam dificultar o entendimento do que queremos transmitir, bem como sem referências diretas, que já estão em trabalhos previamente publicados e relacionados, no último capítulo, como recomendação, para leituras complementares.

Para o melhor entendimento, dividimos o livro em capítulos, que irão esclarecer a dor na relação sexual, a dispareunia. Mulheres, com dispareunia de profundidade, que é a dor no fundo da vagina, exclusivamente, durante a relação sexual, são portadoras de uma síndrome médica, a síndrome da vagina curta relativa, que apresenta um conjunto de sinais e sintomas, que variam para cada mulher, mas que pioram sua qualidade de vida.

Com certeza, tomando ciência deste problema, as mulheres, em geral, poderão evitar as consequências desta síndrome, e assim, vivenciar uma vida sexual com mais satisfação. Nos diversos capítulos esclareceremos esta síndrome.

Será que seu Passarinho Cabe na minha Gaiola?

Thieme Revinter

POR QUE ESCREVER ESTE LIVRO?

CAPÍTULO 1

Com uma vivência de mais de 45 anos, no atendimento clínico de mulheres, com queixas ginecológicas, pude observar que em torno de 35% das mulheres que procuram uma consulta, apresentam dor pélvica, também chamada de dor no baixo ventre ou algia pélvica (AP) e pelo menos a metade, dentre estas pacientes, queixa-se de dor na relação sexual, ao que chamamos de dispareunia.

Também pude observar que muitas mulheres, com estas queixas, já haviam procurado por diversos profissionais médicos, principalmente ginecologistas, sem terem seu problema resolvido.

Diante desta constatação, foi-me imperioso escrever este livro para esclarecer às mulheres e aos homens, sobre este aspecto importantíssimo da vida sexual, que faz com que as mulheres ganhem mais autoconfiança ou por outro lado não adquiram baixa estima, dependendo do sucesso ou insucesso de sua vida sexual.

A minha experiência clínica mostrou que poderia minimizar este problema, solúvel, destas mulheres e assim para abranger mais pessoas, este livro é colocado para todos os indivíduos, que buscam vivenciar uma vida sexual saudável, sem dor e com muito prazer.

Não podemos nos esquecer das mulheres e homens que apreciam a dor, por uma prática sadomasoquista consensual aceitável, que, no caso da dor desconhecida, também, traz angústia e medo e por isso precisam saber que a dor causada por desproporção de tamanho do pênis com a vagina tem explicação médica e lógica, fazendo com que este comportamento não precise ser abandonado.

Pois, o grande problema da dor pélvica é, exatamente, seu desconhecimento, havendo sempre uma relação com doenças, entre elas, o câncer, o quê deixa as mulheres apreensivas. Quando se lhes é mostrado a causa da dor, muitas se descontraem e decidem se querem ou não vivenciar sua sexualidade com ou sem dor.

Assim, quando na consulta médica, é explicado que a dor sentida, no baixo ventre e no fundo da vagina, tem como causa uma inflamação dos ligamentos, que mantêm o útero aderido ao corpo e não uma causa desconhecida, por exemplo, o câncer ginecológico, muitas pacientes sentem um alívio e passam a conviver bem com esta dor.

As mulheres, que não suportam esta dor, mesmo sabendo que não é nenhum problema grave, que poderia levar à incapacidade, devem ser informadas, tratadas e orientadas para vivenciarem uma vida sexual prazerosa, sem dor e sem medo de ser feliz.

Na minha vivência clínica, atendendo mulheres, pude verificar que uma parcela delas sofre dor na relação sexual, o quê é definido como: transtorno sexual doloroso (TSD) feminino, mas que tem causas individuais e independentes e, por isso, devem ser entendidas, especificamente, e individualizadas.

Assim temos: a **dispareunia superficial**, que apresenta, como característica principal, a dor na entrada da vagina, que tem como causas alterações anatômicas e patológicas da entrada da vagina, que no contato com o pênis apresentam dor, tal qual no vaginismo e na vulvodinia, que, também, apresentam dor na entrada da vagina, por condições específicas e que serão discutidas em capítulo oportuno; a **dispareunia de profundidade** cuja característica principal é a dor, no fundo da vagina, e o **transtorno sexual doloroso não coital**, quando a dor é referida sem contato sexual.

Podemos encontrar, em uma mesma mulher, a **dispareunia mista**, quando ocorre dor concomitante de entrada (superficial) e profunda.

Antes mesmo de ser médico, ainda na adolescência, tive consciência de que uma mulher poderia sofrer traumatismo na vagina, caso tivesse relação sexual com homem, que tivesse o pênis muito grande e foi o quê me relataram na cidade em que eu morava. Durante o período, em que fiz o tiro de guerra; houve uma mulher, que precisou ser internada na Santa Casa da cidade, porque teve hemorragia, pois tivera relação, com um rapaz, que provavelmente tinha o órgão genital avantajado e a machucara, conforme relato da época.

Posteriormente já como médico, atendi uma senhora viúva, no climatério, com uma ocorrência de sangramento genital, e com vagina pouco trófica; relatava dor e sangramento, importante, após uma conjunção carnal fortuita. No exame, foi constatado rotura do fundo vaginal, que foi suturado. Este caso mostrou-me que, não necessariamente, o pênis teria que ser muito grande para traumatizar a vagina; pois percebi que uma vagina, pouco elástica, poderia ser lesionada, caso atingisse o máximo de sua capacidade de distensão.

De outra feita, já médico atuante no consultório, atendendo um casal de adolescentes, que procuraram consulta médica, em razão de uma dor aguda, no baixo ventre, que apareceu "do nada" e estava causando dor ao andar normalmente. Após exame ginecológico, em que, no toque, constatei dor à mobilização do colo, porém sem sinais de infecção e por um *"insight"* perguntei como começou a dor e se estavam tendo relação sexual, quando a mesma começou, o quê foi respondido, com certo constrangimento, porém com precisão. Neste dia constatei, sem sombra de dúvida, que o pênis pode ser grande para determinadas vaginas ou, por outro lado, que a vagina pode ser curta, dependendo do tamanho do pênis, que a penetra.

Assim, a vagina, para um determinado parceiro, pode ser grande e nunca vai sofrer traumatismo, e para outro é pequena e pode, sim, sofrer traumatismos de diversas intensidades.

A partir desta constatação e da observação de diversos casos clínicos atendidos, passei a ter a convicção de que muitas mulheres podem adquirir uma dor pélvica decorrente de traumas durante a relação sexual, e que esta, muitas vezes, deixa de ser fonte de prazer, para se tornar motivo de sofrimento e, às vezes, sacrifício, quando o companheiro não entende e força uma relação sexual, que poderá ocasionar, na mulher, um quadro clínico, ao que chamamos de SVCR – síndrome da vagina curta relativa, que será discutida em outro capítulo.

POR QUE TER RELAÇÕES SEXUAIS E PARA QUE SERVE A VAGINA?

CAPÍTULO 2

Muitas pacientes, durante a consulta ginecológica, relatam queixas relacionadas com transtornos sexuais e, não raramente, quando perguntadas por que têm relações sexuais, não conseguem dar explicações plausíveis para seu comportamento. Quando faço o esclarecimento, sempre digo que a principal razão para o ato sexual é manter a perpetuação da espécie.

Assim, a primeira razão para que exista uma relação sexual, entre sexos diferentes, é buscar uma gravidez, e ainda digo que, em algumas culturas e religiões, o sexo só é permitido para esta finalidade.

Contudo, a fim de que a perpetuação da espécie se mantenha, é necessário que haja uma recompensa para esta atividade e, é por isto, que o prazer, que a relação sexual traz, é o motivo, que incita dois indivíduos de sexos diferentes a praticarem o ato sexual.

A espécie humana, detentora de racionalidade, aprendeu que pode curtir o prazer, sem ter a necessidade de procriar para a sua propagação, e buscou a relação sexual, simplesmente, como fonte de prazer. Assim sendo, o ato sexual passou a ser praticado para ter prazer, dar prazer ou ambas as finalidades.

É preciso esclarecer por que se está praticando uma atividade sexual. Muitas mulheres queixam-se de que não têm vontade para o ato, e, quando conversamos, explico que a relação sexual tem o mesmo papel da atividade física, que dá imenso prazer para muitos indivíduos, porém causa aborrecimentos em muitos outros.

Do mesmo modo que muitos praticam esporte por entenderem que esta prática trar-lhes-á saúde, os indivíduos, que, intrinsecamente, não se sentem atraídos pela atividade sexual, devem entender que esta atividade traz muita saúde para a mente, como autoestima, confiança e ânimo, e para o corpo, controle de pressão arterial, perda calórica e melhor condição física cardíaca e pulmonar e, portanto, mesmo, sem muita vontade, devem praticá-la.

Com esse entendimento, muitas mulheres, que entraram no climatério, e com a parada da menstruação, assimilam a informação, já estabelecida desde as primeiras menstruações, de que agora não engravidam mais e entendem a mensagem, como desobrigação do ato sexual e podem apresentar uma diminuição da libido.

Estas mulheres se beneficiam com a explicação do seu papel sexual, de que sexo é bom e faz bem à saúde, simplesmente pela sua prática, e não pela finalidade procriativa, dessa maneira ganham libido novamente.

Outras vezes, é importante explicar o papel exclusivo, imediato, de dar prazer, sem pensar no próprio prazer, é quando se pratica o ato sexual para agradar o parceiro, do mesmo modo que a companheira faria uma comida para seu parceiro, simplesmente para agradá-lo, sem mesmo gostar do alimento, que está preparando. É interessante, notar que a mulher, muitas vezes, entra no jogo sexual, após conscientemente, ter iniciado o jogo sexual, para dar prazer e acaba também tendo prazer.

Um caso, que explicita o sexo, para dar prazer, é o verificado em um casal, cujo marido, portador de insuficiência cardíaca grave, praticava a masturbação na sua esposa, com intuito exclusivo de proporcioná-la orgasmo, pois o máximo de esforço, que conseguia realizar, era manipular o clitóris de sua companheira.

O problema ocorre quando a relação sexual causa desconforto ou dor, tornando-a impeditiva para o casal; e por que isto ocorre e como se resolve? Na maioria dos casos, a explicação está na própria vagina da mulher, que será penetrada por algo externo.

A vagina é um tubo flácido, com luz virtual, que forma um canal de ligação entre o colo do útero e o exterior do corpo, na vulva da mulher, que é constituída de fibras musculares, que permitem sua contração e relaxamento, podendo aumentar de comprimento, durante as relações sexuais, acomodando-se e adaptando-se ao tamanho e forma do que a penetra, porém apresenta limite de distensão, portanto, sujeito a traumatismo e rupturas.

A vagina, como órgão de ligação do útero ao meio externo, permite que, todo mês, o sangue menstrual flua indicando a ausência de gravidez neste mês, também a vagina é órgão depositário e receptivo do esperma do homem, capaz de fecundar a mulher, para exercer sua função de procriar.

A grande maioria das mulheres não sabe que está no clitóris (popularmente apelidado de grelho), a maioria das sensações agradáveis do estímulo genital, e aprendeu que a vagina é o principal órgão sexual básico da mulher, sem se dar conta de que há um estímulo indireto do clitóris, quando o parceiro introduz seu pênis para sentir o prazer do ato sexual, bem como dar prazer a ela.

A despeito das sensações agradáveis, sentidas pelo estímulo clitoriano, em algumas situações, não é suficiente para manter um relacionamento sexual duradouro e pode acabar um relacionamento conjugal, principalmente, quando há uma incompatibilidade de tamanho maior do pênis, ou mesmo diante de pênis menores introduzidos, em vaginas, com problemas orgânicos, como: endometriose, doença inflamatória pélvica, miomas, massas pélvicas, atrofias vaginais hormonais e outras, também, o simples movimento de vai e vem do ato sexual, causa dor, a dispareunia de profundidade.

A queixa de dor, no baixo ventre, associada à queixa de dispareunia de profundidade é muito prevalente, nos consultórios de ginecologia e no meio leigo como veremos a seguir.

O QUE ENCONTRAMOS SOBRE A DOR NA RELAÇÃO SEXUAL, QUANDO PESQUISAMOS NA INTERNET

CAPÍTULO 3

A mídia é muito rica em relatos sobre relacionamentos sexuais, na maioria das vezes, corretos e instrutivos, porém outras vezes, falsos, fantasiosos. Alguns relatos expressam a falta de conhecimento do assunto, por profissionais, que deveriam, teoricamente, prestar uma informação correta. Por isso verificamos a necessidade deste tipo de informação que, com certeza, ajudará centenas de pessoas, que podem estar sofrendo de problema semelhante.

A dor sentida, durante a relação sexual, é chamada de dispareunia e, por isso, muitas vezes, usaremos esta palavra.

Neste capítulo, a intenção é mostrar que o problema existe: pessoas queixam-se de que a relação sexual é dolorosa, e, na maioria das vezes, a explicação não é satisfatória. Verificamos relatos de dor na relação, especificamente, na entrada da vagina, a dor de penetração, que é denominada de dispareunia superficial; outra queixa é de dor, no fundo da vagina, que é denominada de dispareunia de profundidade, e, outras vezes, a queixa é genérica, não especificando se é de entrada ou de profundidade, e, ainda, há queixa de dor, na entrada e no fundo da vagina, concomitantemente, a dispareunia mista.

As queixas de dor podem, ou não, estar associadas a outras queixas; também há relatos de dor, em ambas as localizações. Há *sites*, que são de grande valia para a informação dos leitores e cumprem seu papel na orientação dos que os procuram, pois estão sendo usados para exemplificar o problema da dor, na relação sexual; encontramos nos *sites* Papo de Homem, Nippo Jovem e Diário Gaúcho as seguintes postagens, que refletem a angústia de muitas pessoas, que não sabem lidar com a dor no ato sexual. Sempre que possível e necessário, transcreveremos o mais fidedignamente o quê foi postado.

1. **Queixas de dor na entrada da vagina – dispareunia superficial**
   - "Eu e minha namorada passamos seis anos de namoro com essa luta infinita. Nós transávamos, porém, sempre acompanhado da dor da penetração. Bom, o fato é que há uns três meses nós recorremos a uma

cirurgia que teoricamente aumentaria a circunferência da "entrada" da vagina dela. Depois de um mês de abstinência, e até hoje, parece que quase nada melhorou nesse sentido. O pior é que nós demos um tempo há uns 6 meses atrás, e ela teve relacionamento com outro cara. Ela falou que com ele não doía nada porque o pinto dele era menor que o meu. Isso tem sido um peso enorme para mim, sempre me senti confortável com o tamanho do meu pênis, mas depois dessa... Existe alguma cirurgia de diminuição de circunferência do pênis?"

- "Bom, meu nome não importa, o que importa é o problema. E nesse caso é de tamanho, mas não peniano e sim vaginal. Eu e a minha namorada já chegamos intensamente nas preliminares, porém na hora do vamo vê, o mané aqui não entra nem fudendo, literalmente. Para se ter uma ideia do tamanho ao adentrar o dedo indicador dentro da xota cabe no máximo mais um e ela já começa a reclamar de dor, mesmo estando tudo bem lubrificado. Quando tentei colocar três dedos juntos não passou nem da porta. E é realmente um problema para mim, pois é a primeira namorada que chego nesse "ponto" e meu "mané" é razoavelmente mais grosso que os três dedos. Como diabus eu resolvo isso? Desde já obrigado pelo espaço!

- "Olá, tenho o mesmo problema da namorada dele: minha vagina mal cabe meu dedo indicador, sinto muita dor com a penetração. Fui ao GO e ele disse que teria que usar um alargador, passei um tempo usando, mais a melhora foi pouca. O sexo já não é mais tão doloroso, mas ainda não aguento o pênis do meu namorado todo. Será que existe outra maneira de resolver isso?"

- "Bom, eu sou virgem ainda e pretendo ter minha primeira relação sexual logo; mas estou com medo, porque tenho a impressão de que tenho a vagina muito apertada, e o menino me parece ter o pau muito grande. O quê eu faço na hora H se o pau dele acabar não entrando? O que eu posso fazer sem a participação dele (antes) para me preparar e chegar na hora nos "100%" e tudo acabar dando certo?"

- "Amigos, vou te falar, a porra é séria, tenho 31 anos e tenho uma experiência razoável com mulheres e em pouquíssimas vezes eu e minha namorada conseguimos uma penetração; teve com muita concentração dela. Resumindo é muito foda ter uma namorada bonita que gosta de você e não conseguir transar, nessa até eu fui parar no psicólogo e estou na luta já há três anos.

- "Rapazes, quanto maior o pau melhor. Esse negócio de vagina pequena não tem nada a ver. Caso sua parceira reclame de dor, só pode ser que ela esteja no período seco (não fértil)." Nesse caso, abuse das preliminares e da devida lubrificação. É claro que existem raros casos de Vaginismo, que é a contração involuntária dos músculos próximos à vagina que impedem a penetração pelo pênis. Mas são RAROS!!!!!"

- "Desde a minha primeira menstruação, tenho corrimento. Já passei por vários ginecologistas, mas nunca parou. Hoje estou casada e tínhamos relação normalmente, mas de uns três meses para cá não consigo ter relação. Passei pelo meu médico, fiz todos os exames e não deu nada, somente uma leve infecção que foi tratada, mas a dor permanece (a dor que sinto fica nos pequenos lábios, não sinto dor no fundo da minha vagina, somente na entrada." Meu médico pediu para que eu fosse a um terapeuta. Segui as orientações dele e, após alguns exames, a terapeuta disse que tenho dispareunia. Existe algum medicamento que posso tomar ou aplicar? Pesquisei na internet e descobri que também pode ser vulvovaginite? Tem cura? Algum remédio?

- "Depois que tive meu filho, não consigo mais ter relação sexual. Sinto uma forte ardência na penetração. Meu ginecologista já passou diversos remédios, diversas pomadas e nada resolveu. Não sei mais o que fazer. Já fiz exames de cultura, tratei de algumas bactérias, mas o problema persiste. Ainda estou amamentando. Pode ter alguma ligação?"

- "Sou casada. Minha vida sexual era normal, mas há pelo menos três anos sinto dor antes da penetração. Algumas vezes ela nem ocorre. A vagina incha. Quando consigo ter a relação, no outro dia sinto as dores e o inchaço também. Fui a vários ginecologistas. Fiz todos os exames que, segundo eles, estão normais. Ao ler alguns artigos dizendo que pode ser de fundo emocional, tentei desencanar, mas não obtive resultados. O último ginecologista me disse que a minha vagina é pequena e pode ser isso, que estou com algo parecido com cansaço muscular dos jogadores de futebol, uma vez que a dor se encontra fora da vagina e não dentro. Aí, toda vez que tento, machuco o mesmo músculo. Por favor, me ajudem. Ele disse que não existe medicação para aliviar a minha dor. Eu não sei mais o que fazer."

- "Eu e meu noivo já tentamos minha primeira vez, várias vezes, sinto muita dor e não consigo o deixar continuar. Já fui à ginecologista, mas ela disse que comigo está tudo normal. Mas eu não entendo o porque de tanta dor, às vezes acho que não irei conseguir nunca, e isso está me deixando muito preocupada e deprimida. Gostaria muito de ajuda."

- "Namoro há 10 meses e estou tendo algumas relações com minha namorada. Ela é virgem. Quando tento penetrar, ela sente muita dor e não faço a penetração. Parece que é muito fechado. O que podemos fazer para que a penetração seja sem muita dor?"

- "A minha namorada sente uma ardência toda vez que coloco o meu pênis na vagina dela. O médico falou que a vagina dela tem uma passagem muito estreita para o pênis. Gostaria de saber como fazer para dar prazer a ela, pois toda vez ela sente dor (ardência) na hora do ato sexual. Já tentei xilocaína, mas não deu certo. O que posso fazer?"

- "Tenho 26 anos. Tive minha primeira relação, senti muita dor e houve pouco sangramento. No mesmo dia tivemos mais duas relações e foi um pouco difícil a penetração. Outros dias tivemos, mas sempre há dificuldade na penetração. Agora sinto só um pouquinho de dor. Sempre no dia seguinte sinto ardência. Pode ser alergia da camisinha? O problema na dificuldade de penetração é comigo?"

- "Eu comecei a vida sexual com 30 anos e já estou envolvida há sete meses e não consigo fazer sexo sem que haja muita dor. Já fui à ginecologista e fiz todos os exames e deu tudo normal e conversei com a doutora e ela me disse que eu tenho que praticar bastante. O meu marido é supercarinhoso e me deixa super à vontade e eu também me sinto super à vontade, sendo que ao penetrar a dor continua, sinceramente eu não sei mais o que fazer. Por favor, me ajude. Obrigada."

2. **Queixas de dor no fundo da vagina – dispareunia de profundidade**

    - "Alguns dias atrás eu transei com uma garota da minha escola de 14 anos, ela era virgem, e isso causou uma grande consequência a ela, ela ficou caminhando um tempão com as pernas abertas, e o pior que era sempre gozada pelos colegas. Será que meu problema tem solução."

    - "Cara, minha rola tem 27 cm... sou moreno pra negro... só consigo comer putas pois menininhas ... moças não aguentam, só fica no oral e quando ponho metade da minha rola elas reclamam de dor; o foda que é grande e grosso ... mesmo lambuzado de ky ... faço oral antes, elas gozam só de se esfregar nela, mais quero penetração foder forte mesmo ... o que faço não quero passar minha vida comendo putas."

    - "Bom, durante minhas relações sexuais, todas as posições que eu faço eu sinto dor. Parece que o pênis do meu namorado toca meu útero e isso me incomoda e deixa a relação sem graça e nós paramos. O que será isso? Tem algum modo de melhorar? Por que as preliminares são ótimas, mas quando chega na hora da penetração fica doendo!"

    - "Comecei minha vida sexual agora, fui ao ginecologista, tudo certinho. O problema é que sinto dor na hora. Fico muito lubrificada, me dou bem com meu namorado, quero muito, mas na hora da penetração não sinto dor, só durante o movimento de vai e vem, uma dorzinha no fundinho. Acho que é quando se encosta no colo do útero. Isso pode ter alguma causa física? Já fiz exames e deu tudo normal! Ou será por que comecei a transar agora e demora um tempinho até tudo ficar legal? Tem horas que acho que nunca vou sentir prazer."

- "Fui ao médico com muita dor na barriga. Fiz exames e no começo o médico achou que era pedra nos rins. Fiz a ultrassonografia, mas foi constatado que eu estou com mioma. Gostaria de saber como é o tratamento e o mais indicado. Estou sentindo muita dor. Faz um bom tempo que tenho cólicas menstruais frequentes desde os 12 anos. Sinto muita dor nas pernas e na pelve e agora estou com dor nas relações sexuais. Tem algum jeito para não doer durante as relações sexuais até eu começar com o tratamento adequado?"

- "Sempre tive relações normais com meu parceiro, mas houve uma em que após a relação senti uma cólica muito forte, horrível. Acredito que o seu pênis tenha ido muito fundo e talvez forçado o útero. Não sei ao certo. O que sei é que passei muito mal, tive que ir ao banheiro, vomitar e tudo. Depois desta, aconteceram mais vezes e comecei a ficar preocupada. Comentei com minha ginecologista e ela não falou nada. O que pode ter sido?"

3. **Queixas de dor na vagina sem especificar a localização**

- "Minha vagina é pequena e na hora de transar dói muito. Mesmo assim gosto de transar com qualquer pessoa."

- "Toda vez que tenho relação com meu namorado sinto dores na vagina, e quando vou fazer xixi incomoda, o q eu faço?"

- "Tenho 17 anos e estou pensando em ter relação com meu namorado, só que estou com medo de doer, porque sou virgem e ele diz que o pênis dele tem 20 cm, me ajude doutor."

- "Tentei relação duas vezes, mas não consigo, pois ela sente muita dor, além disso, todas as duas vezes ocorreu um sangramento na vagina; o que seria este sangramento? Alguém pode me ajudar? Isso foi em dias diferentes, por favor."

- "Minha namorada e eu já transamos algumas vezes. Ela era virgem, mas a gente tem dificuldade ainda, porque a minha namorada fala que sente muita dor e nada de prazer. Eu fico preocupado por, talvez, ela não estar gostando ou eu não estar passando confiança o suficiente para ela relaxar. O que devo fazer?"

- "Olá, tenho 26 anos e tomo a pílula Cerazette há três. Há uns seis meses venho sentindo dor durante a relação sexual, ressecamento vaginal e percebi microfissuras nos pequenos lábios. Já conversei com meu ginecologista sobre isso, fiz uma série de exames (toque, sangue, ultrassom etc.) e nenhum apontou algum problema. Acredito que talvez tenha faltado um exame de dosagem hormonal. Vocês acham que, mesmo com o uso contínuo da pílula, eu possa ter alterações hormonais que causem esse desconforto? O que mais poderia ser? Eu me caso em dois meses e esse problema tem me deixado extremamente chateada. Não sei mais a quem recorrer! Muito obrigada pela atenção! Abraços!"

4. **Explicações encontradas na internet para os diversos problemas**
   - Tamanho da vagina:

"Gostei muito de receber essa dúvida. Ela entra num assunto muito pouco conhecido pelos homens, que é a grande preocupação que as mulheres têm em relação às suas vaginas. Elas se preocupam com o formato, com o tamanho, com a aparência, com o cheiro, com a profundidade. Exatamente como nós fazemos com nossos instrumentos de guerra.

A vagina tem entre 8 cm e 10 cm de profundidade, que alcançam até 16 cm quando a garota está excitada. É um órgão extremamente elástico e que foi projetado para acomodar praticamente todos os tamanhos de pênis, tanto em espessura como em comprimento.

A primeira coisa que te indico a fazer é dar a sua namorada pelo menos um orgasmo ANTES de tentar a penetração. Sexo oral é fundamental, dê uma olhada nas perguntas anteriores onde coloquei algumas dicas. Além disso, tenha um KY (lubrificante) por perto e também umas latinhas de cerveja. Se ela não beber cerveja, a faça tomar aquele Smirnoff Ice. Parece guaraná, mas as mulheres adoram.

Se ela tiver tomado uma ou duas latinhas, gozar antes da penetração, você passar um lubrificante a ainda assim o seu pau não entrar... Ainda há esperança!

Se o seu pau entrar, procure por posições nas quais a penetração não seja tão funda, como o papai e mamãe tradicional. Colocar ela de quatro não é uma boa ainda, isso aumenta a profundidade da penetração. Deixe-a ficar por cima, assim a mulher controla a profundidade e intensidade da trepada.

Caso o seu pau não entre após você fazer todas as três coisas que mencionei anteriormente, converse com sua namorada sobre ela visitar um ginecologista ou um sexólogo. Há casos menos comuns de uma condição chamada "Vaginismo".

Vaginismo é a contração involuntária dos músculos próximos à vagina que impedem a penetração pelo pênis, dedo, ou espéculo ginecológico ou mesmo um tampão. A mulher não consegue controlar o movimento de contração, apesar de até querer o ato sexual. Há intenso sofrimento. Também podem aparecer sinais de pânico, como náuseas, suor excessivo e falta de ar quando a pessoa tenta enfrentar este medo, aproximando-se de seu parceiro. Mesmo desejando um contato sexual, há falta completa de controle de suas reações físicas de rejeição.

"É uma disfunção não muito frequente e geralmente acomete mulheres com um nível intelectual alto, de boa situação econômica, com jeito de ser do tipo controlador e com dificuldades de intimidade. Tem solução e simples, basta procurar um Terapeuta Sexual. Primeiro faça a porcaria do seu dever de casa, né amigão. Dê a ela um orgasmo, um (ou dois) Smirnoff Ice e leve o KY com você. Aguardo seu comentário para saber o que aconteceu.

..., se permite dizer, não faça nada além do que seu corpo desejar fazer porque ele está preparado, desde que você atingiu a puberdade, para começar uma vida sexual ativa. Não estou estimulando você a fazer sexo direto por aí, apenas dizendo que seu corpo naturalmente tem todo o preparo para uma relação sexual normal. Não procure forçar a barra. Sexo bom é aquele consciente que tem por objetivo a busca mútua do prazer. É o caminho de mão dupla em que ambos estão desfrutando da mesma paisagem. Tem que ser bom para os dois."

- Dor na relação sexual: Verificamos informações corretas, que devem beneficiar muitas pessoas:

"Querido leitor, a dor que ocorre durante a relação sexual pode ser causada por vários fatores. Na maioria das vezes, está relacionada com motivos psicológicos. Não se sentir à vontade, não encarar o sexo como prazeroso ou ter um sentimento de culpa por estar transando podem acarretar este desconforto. Algumas mulheres costumam sentir certo incômodo dependendo da posição, pois, em algumas delas, a penetração é muito profunda. Nestes casos, é bom optar pelas posições mais confortáveis. Contudo, doer nunca é normal, e o melhor será consultar um ginecologista, que vai verificar se tem alguma infecção ou outro problema físico provocando a dor. Caso os exames não detectem nenhum problema, pode ser sinal de que o fundo seja emocional. Isso, geralmente, ocorre quando a mulher não está relaxada o suficiente na hora do sexo. Por medo, tensão ou ansiedade, ela contrai a musculatura da vagina. A consequência é dor em vez de prazer na penetração.

Invista nas preliminares, mas também pode ser que vocês estejam partindo rápido demais para a penetração. Para que a transa seja prazerosa, a mulher deve estar muito excitada. Só assim o corpo dela se prepara para receber o pênis. A vagina se lubrifica e dobra naturalmente de tamanho. São alterações normais do corpo feminino que acontecem graças à excitação. Por isso, é preciso caprichar nas preliminares!"

CONCLUSÃO

Verificamos que na internet há muitos relatos de queixas de dor na relação sexual, e muitas delas gritando por auxílio, pois já procuraram por diversos profissionais, que não conseguiram dar solução ao problema. Entre as soluções apresentadas, verifica-se que muitas são adequadas, porém outras são erradas e prejudiciais ao entendimento do problema, como "A vagina se lubrifica e dobra naturalmente de tamanho", pois o que ocorre é uma distensão máxima para cada vagina e, ao alcançar este limite, sofre traumatismo.

BIBLIOGRAFIA

Alves A, Pesca L. O que fazer quando a parceira tem dor na transa? Diário Gaúcho (internet) 2015 out 26. Disponível em: http://diariogaucho.clicrbs.com.br/rs/entretenimento/noticia/2015/10/o-que-fazer-quando-a-parceira-tem-dor-na-transa-4887137.html.

Nippo Jovem (site da internet). Sexo. Disponível em: www.nippojovem.com.br/sexo01/perguntas/femi/dores.php

Papo de Homem (site da internet). E quando a vagina é muito pequena? Disponível em: https://papodehomem.com.br/e-quando-a-vagina-e-muito-pequena

CURIOSIDADES E COMENTÁRIOS SOBRE A VAGINA DA MULHER PESQUISADOS NA INTERNET

CAPÍTULO 4

Como curiosidade e descontração humorada, achei por bem incluir, neste capítulo, comentários diversos sobre a vagina (gaiola), bem como os nomes populares de como são faladas. Na mídia encontramos diversos relatos sobre a vagina feminina que merecem ser discutidos.

NOMES POLULARES PARA A VAGINA
Verificamos no *site* Desciclopédia nomes populares dados a vagina:

"A vagina, um canal do órgão sexual feminino dos mamíferos, e também a vulva (parte externa ou "o todo" que contém a vagina, lábios, clitóris etc.) desperta nos seres humanos algumas fantasias em quem se sente atraído por ela desde a existência do homem. – O hábito de colocar nomes nos órgãos sexuais existe desde que o homem adquiriu algum tipo de cultura. Alguns nomes, que são dados e falados no cotidiano e que são repassados de geração para geração, por milhões de pessoas ao redor do mundo, são considerados parte da cultura popular e de natureza chula, i.e., informal e não adequados com os "bons costumes" e até imoral do ponto de vista de algumas religiões ou culturas.

Alguns nomes têm a origem evidente, outros são parte de alguma cultura local ou parte de algum histórico ou evento não necessariamente identificado. Alguns são meros trocadilhos, e outros, apenas, alguma provocação, sátira ou piada com conotação sexual. É também muito comum atribuir nomes próprios femininos, especialmente no diminutivo, como, por exemplo: "Flavinha", "Mônica", "CLEMENTINA" etc.

O nome vagina significa em latim "bainha de rola", ou seja, um estojo que guarda a lâmina de nervo de uma arma negra ou branca. No árabe é bainha de espada. Pode-se dizer que o nome "vagina" é genericamente algo que "envolve" outra coisa, no caso da "bainha" a espada, mas pode ser usado também para o prolongamento do pecíolo ao redor do caule, por exemplo.

CAPÍTULO 4

Apesar de, no estudo da biologia, "vagina" ser apenas um canal da "vulva", muitas vezes se utiliza o termo "vagina" (e seus sinônimos) para designar a vulva toda."

Os nomes mais utilizados no cotidiano são estes: vagina, buceta (ou boceta), xoxota (mais infantil – ou xota), xana (ou xaninha), vulva, perereca, perseguida, xereca, piriquita (ou periquita).

A seguir, há uma lista mais completa de alguns nomes conhecidos (quase 4 mil) utilizados para designar o órgão sexual feminino:"

A

A Alegria
A Ana Maria
A Casa de Todos os Pênis
A Casa de Todos os Pintos
A Dois Dedos do Cu
A Mais Pedida
A Própria
Abacurel
Aba-de-Estrelas
Abafador de Microfone
Abalo Sísmico
Abará
Abaxeira
ABCeta
Abençoada
Abenzadeus
Abigail
Abocanha-Caralho
Abracadabra
Abraçadeira
Abraçando Meu Picachu
Abre caricas
Abre-Fecha
Abre-te Sésamo
Abridor de Caralho
Abrigo
Abrigo-do-Bombril
Abrigo-do-meu-pau
Abu-Ceta
Acabada
Acarajé de Pelo

Acari Roxo
Acesso ao Útero
Acetona (Bucetona)
Achô
Acolhedora
Acolhedora dos Santos
Aconchegadora
Aconchego
Aconchego da Piroca
Acrobata
Açucareira
Adega do Meu Vinho
Adenina
Adestradora de Periquito
A-do-ponto-G
Aeroporto
Aeroporto Clandestino
Aeroporto de Quibe
Aeroporto de Rolinha
Aeroporto do Caralho
Aeroporto do Meu Bilau
Aeroporto Peludo
Afia-Lápis
Afia-Pinto
Afilhada
Afina-Pica
Afogador
Afogador de Ganso
Afoga-Ganso
Afoga-Rola
África

África (mata-fechada ou alusão ao negrume do cabelo pixaim)
Agasalha Patê
Agasalha-Biscoito
Agasalhador de Croquete
Agasalhadora
Agasalha-o-Quibe
Agasalho de Pica
Agasalho de Rola
Agasalho de Xonga
Agasalho do Joystick
Agasalho do Pica-Pau
Agasalho pra Pipi
Agridoce (molho Agridoce)
Aguardenta
Aguardente
Aguenta Toco
Aguilera
Aiai
Akikesemete
Alameda
Albergue do Fialho
Alçapão
Alçapão da Felicidade
Alçapão de Jiboia
Alegria
Alegria da Gurizada
Alegria de Nós Todos
Alegria do Meu Pau

Alegria Ilimitada
Além da Linha Vermelha
Além do Horizonte
Aleteia
Alexia
Alfajor
Algodão Queimado
Ali Onde Eu Me Acabo
Aliança
Aliança de Pica
Aliança Oval
Alina
Alinha-Rola
Alisa-Benga
Alisadora
Alisa-Pau
Alisa-Pica
Almofada
Almofada Furada
Almofadinha
Almofadinhas do Prazer
Almôndega Cabeluda
Alojamento
Alpargata
Alvo
Alvo do Caralho
Amansa-Cobra
Amansa-Corno
Amansadora de Benga
Amansadora de Caralho
Amansa-Jegue
Amansa-Macho
Amansa-Pica
Amâncio Pinto
Amante de Grosso
Amarra-Macho
Amassa Pica
Amazonas
Amazônia
Amazônia Genérica
Ambulância
Amcek (Em Turco)
Ameba Cabeluda
Amélia
Amiga
Amigosa
Amiguinha
Amiguxa
Amistosa
Amolador de Pica
Amolecedor de Pica
Amolecedora de Pau Duro
Amor
Amortecedor de Ovo
Amostra Grátis
Anel da Frente
Anel de Couro
Anel de Veludo
Anfitriã
Animal Sangrento (menstruada)
Anti-Stress
Aonde Eu Me Acabo
Aonde Se Perde a Inocência
Apartheid
Apertadinha
Apertadinha Pra Cavalo
Apito
Apoio de Cabeça
Apontador
Apontador de Pinto
Apontador de Vibrador
Apresuntada
Aputnani
Aquecedor de Pau
Aquecedora de Linguiça
Aquecedora de Rolas
Aquela
Aquela Que Matou o Guarda
Aquela Que Me Endurece
Aquilo Que Esfola a Cabeça
Aquilo Que Eu Gosto
Aranha
Aranha Babosa
Aranha Fogosa
Araponga
Arapuca de Caçar Pinto
Arapuca de Pegar Pinto
Aratanha Disgramada
Aratu
Arca
Arco
Ardida
Área de Degustação
Área de Lazer
Área VIP
Areia Movediça
Argola
Ariranha
Armadilha
Armadilha de Cobra
Aro
Arraia Preta
Arraial-da-Grota
Arranca-Porra
Arranca-Toco
Aranha-Beiço
Arreganhada
Arreganhadinha
Arriadora de Caralho
Arriba
Arroba
Arrochadinha
Arrombada
Arrombadinha
Asa de Frango
Asilo da Porra Louca
Asilo do Pau de Ouro
Aspirador de Pica
Aspirador de Porra
Aspirador de Toco

Assada
Assadeira de Croquete
Assa-Pinto
Assa-Rola
Assassina de Palhaço
Assembleia
Assentamento de Sem-peruca
Assento

Assolan
Astrid
Até Suar
Atecubanos (Leia de Trás Pra Frente)
Atecubarba (Leia de Trás Pra Frente)
Ateliê de Ginecologista
Atiça-Rola

Atolada
Atoladinha
Atola-Tora
Atoleiro
Aveludada
Azeda
Azedinha
Azeiteira

B

Baba-Benga
Babaca
Babadeira do Caralho
Babadora
Baba-Pau
Baba-Pica
Baba-Rola
Babau
Babenta
Babilônia (conhece várias línguas)
Babona
Bacalhau
Bacalhau Amigo
Bacalhau Assado
Bacalhau com natas
Bacalhau Mijado
Bacalhoa
Bacalhoada
Bacalhoeta
Bacalhuda
Bacanal
Bacia
Bacural
Bacurimba
Bacurina
Bacurinha
Bacurix
Bacurota
Badaioca
Badalhoca

Bagdá
Bagdá (Toda Hora Entra Um Míssil)
Bainha
Baitola
Baixinha
Bajalinho
Bajosta
Baladeira
Balaio de Milho
Balaio de Rola
Balceira (onde a palavra é empregada todos sabem que balça é "mata espessa")
Baltinha
Bananeira
Banco de Esperma
Bandida
Banguela
Banguela Cabeluda
Banguela Pulsante
Banguelona
Baranguinha
Barata
Baratinha
Baratinha de laboratório
Barba Cerrada
Barba da Vó
Barba do Bin Laden
Barba Mal Feita

Barba Negra
Barbada
Barbeada
Barbie
Barbuceta
Barbuda
Barbudinha
Barraca de Paia
Barranco do Morro
Barrigudinha
Barrilha
Barrilha do Amor
Barroca
Barroca do Amor
Bartuela
Basila
Bastiana
Batcaverna
Bate-Cartão
Batedeira
Bate-Estaca
Bate-Palma
Batman Dentro da Caverna Atrás dos Morcegos
Baú da Felicidade
Bau-Bau
Bebedouro
Bebe-Porra
Bebete
Bebida

Beco
Beco Úmido
Bedegueba
Beicinha
Beicinho
Beicinho Rosado
Beiço
Beiço do Pajé
Beiço-duplo
Beiço-gostoso
Beiçola
Beiçolinha
Beiçuda
Beiçudinha
Beju Taiado
Bela
Beleskinha
Beleta
Bem Usada
Bem-Me-Quer
Benaita
Benedita
Bequinho
Berbatana
Berbela
Berbelha
Berbigão
Berceta
Berço de Pica
Bereba
Berenice
Berimboga
Berinjela
Berlota
Berola
Besnica
Besouro
Besteirinha
Bethânia
Bezerro
Bezerro (Adora Um Leitinho)
Bezona
Bhoshro (Em Gujarati)
Biasca
Biba
Bibelô Do Papai
Bibica
Bibil
Bibita
Bib-Sfirra
Bi-Canal
Bicha
Bichana
Bichinha
Bichinho
Bicho da Noite
Bicho Peludo
Bicho Que Mata o Homem
Bico Doce
Bicuda
Biela
Bife
Bife à Rolê
Bife de Bigode
Bife de Prega
Bife Mijado
Big Apple
Big Bang (início do mundo)
Big Mac
Bigaduda
Bigode
Bigode do Hitler
Bigodinha
Bigodinho
Bigoduda
Bigorna de moldar pau
Bigorneira
Bigucha
Biguleta
Bil
Bilcites
Bilela
Bilica
Bilila
Bililica
Bililinha
Billcetess
Bilola
Bilongueira
Bilu-bilu teteia
Biluca
Biluguinha
Bimba
Bimbadeira
Bimbinha
Bin Laden
Birda
Birimbinha
Biringonga
Biringuela
Bironguina
Birosca
Birsa
Biscate
Biscaveia
Biscoito
Biscoito da Sorte
Biscoito Recheado
Bisegre (por sua função, como ferramenta de sapateiro, de somente ser eficiente quando bem esfregado)
Bisteca
Bisteca Molhada
Bitela
Bitiquita
Biuzi
Bixana
Bixiguenta
Biziu
Bizorra
Black Dog

Black Hole
Black Power
Blog
Blog (Acesso Ilimitado)
Boa Pra Caralho
Boca Babona
Boca Banguela
Boca Barbuda
Boca da Loba
Boca da Onça
Boca da Vovó
Boca de Baixo
Boca de Bueiro
Boca de Cabelo
Boca de Caçapa
Boca de Camelo
Boca de Capim
Boca de Encrenca
Boca de Garrafa
Boca de Jacaré
Boca de Lobo
Boca de Macaco
Boca de Mina Amanteigada
Boca de Mochila
Boca de Pacu
Boca de Pele
Boca de Pelo
Boca de Sacola
Boca de Sapo
Boca de Vampiro
Boca de Veludo
Boca de Violão
Boca do Bin Laden
Boca do Corpo
Boca do Enéas
Boca do Homer
Boca do Inferno
Boca do Jô
Boca do Lula
Boca do Mundo
Boca do Povo
Boca em Convulsão
Boca em Pé
Boca Funda
Boca Melosa
Boca Mucha
Boca Negra
Boca Peluda
Boca Preta
Boca Que Baba
Boca Quente
Boca Sem Dente
Boca Vertical
Bocaiuva
Bocal
Boca-Loca
Boçanha
Bocão
Bocê Tá Bem?
Boceta
Bochechinha
Bochechuda
Bochechudinha
Bocó de Pelo
Boçorica
Bocuda
Bodoque de Caralho
Boga
Bolacha
Bolacha da Nona
Bolacha Recheada
Bolachuda
Bolceta
Bolo
Bolsa de Tacos
Bolsa de Valores
Bolsinha de Guardar Pau
Bom Demais da Conta
Bomba Atômica
Bomba de Encher Pica
Bomba de Sucção
Bombata
Bombinha
Bombril (adora ser esfregado)
Bom-Que-Só
Boné
Boneca
Bonitinha
Bono
Boqueteira Desdentada
Boquinha Boa de Beijar
Boquinha Bonita
Boquinha de Lontra
Boquinha Melada
Boquinha Molhada
Boquinha Nervosa
Boquinha Rosada
Boquinha Sem Dentes
Borboceta
Borboleta
Borboleta Molhada
Borboletinha
Borburinha
Borceta
Boresta
Borrachuda
Borralheira
Bota-Charuto
Botakí (Em Hopês)
Bota-Mangueira
Botão
Botãozinho do Caralho
Botãozinho Mágico
Botãozinho Rosa
Bote
Box
Bózinha
Bozó
B-Profunda
Brabuleta
Braçadeira
Braguilha
Branca
Brasa

Brasão
Braseiro
Bráulia
Braúna
Brecha
Brecheca
Brejeira
Brilhantina
Brinquedinho
Brioco
Broaca
Broca
Bronha
Bronheira
Bruculha
Brunardida
Bruninha
Brusqueta
Bruxela
Bu (abreviação inventada por Bruna Surfistinha)
Bubuca
Bubuta
Buca
Buça
Buçanga
Buçanha
Buçanha
Buçanhola
Bucéfala
Bucegna
Bucenilda
Buceta
Buceta de Nóis Tudo
Bucetalina
Bucetalopiteca
Bucetanha
Bucetão
Bucetão Nervoso
Bucetation
Buceteia
Bucetera
Bucetilda
Bucetilde
Bucetin
Bucetineia
Bucetinha
Bucetófolis Rachadum
Bucetoia
Bucetórium
Bucetosa
Bucetoviski
Bucetriz
Bucetron
Bucetum Gozadex
Buceuta
Bucha
Buchaca
Buchana
Buchechinha
Buchechuda
Buchinha
Bucho-de-deusa
Bucica
Bucicleia
Bucicleide
Bucinha
Buciquinha
Bucirus
Bucis
Bucleta
Buçoca
Buçoroca
Budega
Bueiro
Bueiro Onde Desce o Careca
Bueiro Quente
Buetz
Bufante
Bujarrona
Bujon (Em Portugal)
Bulceta
Bulcineia
Bulica
Buluco
Bunda mijadoura
Bunda que mija
Bundinha da Frente
Buquê
Buraco
Buraco Ardente
Buraco Babado
Buraco Cabeludo
Buraco Cego
Buraco da Coruja
Buraco da Fechadura
Buraco da Serpente
Buraco da Vida
Buraco de Avestruz
Buraco de Avestruz (Esconde a Cabeça)
Buraco de Cobra
Buraco de Mandioca
Buraco de Minhoca
Buraco do Saddam Hussein
Buraco do Amor
Buraco do Capeta
Buraco do Inferno
Buraco do Leite Quente
Buraco do Ozônio
Buraco do Saddam
Buraco do Siri
Buraco Escuro
Buraco Feio
Buraco Fundo
Buraco Liso
Buraco Macio
Buraco Molhado
Buraco Negro
Buraco no Meio da Floresta
Buraco Quente
Buraco Sem Fundo

Buraco Turbinhado
Buracona
Buraquinho de Donut
Buraquinho de Pau
Buraquinho do Amor
Buraquinho Doce
Buraquinho Flamejante
Buraquinho Inflamado
Burgão
Burguesinha

Busanfa
Buschulenta
Busgreta
Bush
Busheta (Fode com Todo Mundo)
Bussanha
Bussy
Bustenga
Bustraca

Butchaca (Tchaca-tchaca na Butchaca)
Butchekita
Butiá
Butico
Butina
Butisaiques
Buzigarga
Buzina
Buzineta

C

Cabaça
Cabação
Cabacinha
Cabacinho
Cabaço
Cabana
Cabeçote
Cabeleira
Cabelo Partido
Cabeluda
Cabeludinha
Cabeludinha do Meio
Caça-Bichano
Caça-Conversa
Cacaca
Caçadora
Caçapa
Caçapa Peluda
Caçarola
Cacete Bonito
Cacete-Melher
Cacetesulga
Cacetilda
Cacetina Ambrósia
Cacetódromo
Cachaça de Cabeça
Cachanga
Cachimbo
Cachopa
Cachopinha

Cachote Peludo
Cachuleta
Cacimba
Cadela
Caetana
Cafeteira
Cafofo do Osama
Cafofo Particular
Caiaia
Caiçara (no sentido de mata espessa onde o caçador se embosca)
Caixa de Fósforo
Caixa de Gordura
Caixa de Pandora
Caixa de Papelão
Caixa Econômica
Caixa Eletrônico
Caixa Registradora
Caixão de Salsichas
Caixinha
Caixinha Cabeluda
Caixinha de Ouro
Caixinha de Pelo
Caixinha de Segredos
Caixinha de Surpresas
Cajada
Cajogay
Caju
Cajuda

Calabouço
Calamidade
Caldão
Caldinho
Cálice de carne
Calígola
Calzone
Câmara Secreta
Camarão
Câmbio Flutuante
Camilinha
Caminho da Aventura
Caminho da Felicidade
Caminho do Mal
Campinho
Campinho Onde A Galera Bate A Bola
Campo Alagado
Camurça
Canal da Porra Louca
Canal do Amor
Canal do Executador
Canal do Executivo
Canal do Prazer
Canal do Trabalhador
Canarinha
Canavial
Caneco
Canequinha
Canganha

Canhão
Canjão
Cano
Canoa
Canoinha
Cansa Pingola
Cantaroladora
Cantinho da Manjoba
Cantinho da Manjuba
Cantinho do Prazer
Capa
Capa do Batman
Capa do Facão
Capa do Meu Celular
Capacete de Pau
Capacitor de Fluxo
Capão
Capitão Caverna
Capivara
Capô
Capô de Fenemê
Capô de Fusca
Capô de Ka
Capô de Porsche
Caqui
Cara da Gata
Cara do Tadeu
Cara do VR
Cara Mijada
Cara Preta
Caracol
Caraio de Asa
Caraio Invertido
Caralho's House
Caralholândia
Caralhuda
Carambola
Caramujo
Carancuda
Caranguejeira
Carapuça
Carcaça
Carcumida
Cardoca
Careca Do Giovanni
Carequinha
Carne Crua
Carne de Chavas
Carne de Rosas
Carne Louca
Carne Mijada
Carne Vaginosa
Carnuda
Carocinho
Caroço-de-pêssego
Carolzinha
Carpacho
Carpete
Carrão
Carregada
Carreta
Carrinho de Cachorro-Quente
Carroça
Carrossel
Carrocinha
Carteira
Cartela
Cartola
Casa da Estrovenga
Casa da Porra
Casa da Porra Louca
Casa de Bonecas
Casa de Cacete
Casa de Caralho
Casa de Carnes
Casa de Farinha
Casa de Festas
Casa de Pau
Carlota Joaquina
Casa de Recepção de Vara
Casa de Rola
Casa do Artista
Casa do Caralho (literalmente)
Casa do Careca
Casa do Periquito
Casa do Príncipe
Casa do Salem
Casa dos Amigos
Casa dos Sócios
Casa Rosada
Casaco
Casca de Banana
Cascata
Cascata Dourada
Casco-de-veado (alusão à forma)
Casinha
Casinha de Cachorro
Casinha de Pau
Casinha de Pica
Casinha do Amor
Casinha do Tatu
Casinha do Xixi
Castanha
Cata-Cabeça
Catarina
Catedral do Amor
Catilanga
Catota
Catraia
Cavala
Cavalona
Cavanhaque de Coxa
Caverna
Caverna da Rola Quente
Caverna da Serpente
Caverna do Amor
Caverna do Bin Laden
Caverna do Dragão
Caverna do Eco
Caverna Escura
Caverna Leiteada
Caverna Mágica

Caverna Melada
Caverna Misteriosa
Caverna Peluda
Caverna Profunda
Caverninha do Amor
Cavernosa
Cavidade
Cavidade Cavernosa
Cavidade Escorregal
Cavidade Mucosa
Caxopa de Marimbondo
Ceceta
Celeste
Cem Gramas
Cemitério de Espermatozoides
Cemitério do Cacete
Cena
Centro de Gravidez
Centro Noturno de Lazer
Césamo (Abre-te...)
Cesta
Ceta
Cetabu
Cetão
Cetinha
Cetona
Cetondi
Cetosa
Chá de Hortelã
Chaba
Chabonga
Chaca-Chaca
Chaga
Chalana
Chamelague
Champa
Chamuscada
Chana
Chandanga
Chanha
Chaninha
Chanosa
Chão de Barbearia
Chapelaria
Chapeleta Vermelha
Chapoca
Chapolina Colorada
Charanga
Charanguinha
Charola
Charque
Charuteira
Charuto de Pelo
Chassi de Borboleta
Chatinha
Chavasca
Chavascum Vulvaris
Cabeloidea
Chave de Ouro
Chaveirinho
Chaveirinho de Cabelo
Chayani
Cheba
Cheboca
Checheca
Chechênia
Cheeseburguer
Cheira-Caralho
Cheiro de Bacalhau
Cheiro do Queijo
Cheirosa
Cheirosinha
Cherekin
Cherelhete
Cherereca
Cherevers
Cheroka
Cherry
Chewbacca
Chibiu
Chica
Chimbica
Chimbinha
Chimbocuda
Chimbreca
Chincha
Chinela
Chineluda
Chinês Caolho
Chinesa Barbuda
Chinoca
Chip
Chiquita
Chiquitita
Chiranha
Chita macaca fidida
Chixa
Chixola
Choca
Choca-Pinto
Chocadeira do Meu Pinto
Chocolateira
Chola
Chonga
Choquinha
Chora-Porra
Chorona
Chuarana
Chubby-Lubby
Chubrega
Chuchela
Chuchu
Chuchukinha
Chucrute
Chucrutis
Chuí
Chula
Chula-ula
Chulapa
Chuleta
Chuleta Salgada
Chulinha
Chulipa
Chumbeta

Chupa-Cabras
Chupa-Chupa
Chupa-Chups
Chupa-Cobras
Chupa-jegue
Chupa-Pau
Chupa-Pica
Chupa-Pinto
Chupe-Chupe
Chupinga
Chupiranha
Chupiscadela
Chupisco (você chupa e eu pisco)
Churanha
Churrasqueira de Croquete
Churrasquinho Mal-Passado
Cicaralha
Cicaralho
Cicarelli
Cicinha
Ciclope
Ciclope (Peluda e Um Olho Só)
Cidade Dos Homens
Cinc-à-Sec
Cíntia
Cinzeiro
Cira Gomos
Cissinha
Cisterna de Pica
Citosina
Clayderman
Cléo
Clube do Bolinha
Clube dos Carecas
Coberta do Menino
Cobiçada
Coça-Pau
Coçadeira

Cocadinha
Cocó
Cocodrila
Cocota
Cocozinho
Cofre do Meu Pau
Cofrinho de Esperma
Cofrinho de Salsicha
Coi de Loco
Coisa
Coisa Boa
Coisa de Amigo
Coisa Louca
Coiseta
Coisica
Coisinha
Coitada
Coito
Cokita (Em Espanhol)
Coleguinha
Coletiva
Colméia Que Dá Melzinho
Comadre
Come-Pau
Come-Pinto
Come-Todos
Comedora
Comedora de Pica
Comissão de Frente
Compenetrada
Compenistrada
Cona
Conacha
Conão
Conas
Conassa
Concha
Conchinha
Conchita
Condomínio Privado
Conduíte de Cacete

Conejito
Conejo
Confronga
Confusão
Conha
Conhecida
Conhuda
Coño
Consolo de Corno
Conta no Exterior
ContraFilé
Copão
Copinho de Couro
Copinho de Esperma
Copo de Fazer Milkshake
Copo de Leite
Coração
Coração de Mãe
Coração Rachado
Corajosa
Corinho
Cornitcha
Corrimão
Corta-Charuto
Corte de Navalha
Corte Profundo
Cortina de Carne
Coruja
Corujinha
Cosita
Cotorra
Cotota
Courinho Mijado
Couro de Buceta
Couve-Flor
Cova de Quiabo
Cova do Bilau
Cova do Defunto
Cratera Oculta
Creca
Cremosa
Crespa

Crespo
Criança
Criatura
Crica
Cricrita dos céus
Cris
Crisinha
Crista de Galo
Croca
Cromosso
Cromossomos Espiralados
Croquete Cabeludo
Croqueteira
Cróvis
cu com acento
Cu da Frente

Cu Doce
Cu Fofinho
Cu Frontal
Cu Larguinho
Cu Peludo
Cuca
Cucaracha
Cuceta
Cu DoJudas
Cugina
Cuia Pra Chá de Pau Barbado
Cuíca
Culpada
Cum Dumpster
Cumbuca
Cumbuca de Pobre

Cunicha
Cunilinga
Cunt
Cup Noodles
Cuquita
Cura-Ressaca
Curnicha
Cuscuz (duplo, doce, múltiplo para as chamadas partes)
Cuscuz de cabelo
Custozinha
Cut-Cut
Cútis
Cutucada

D

Dadá
Dadera
Dalila Do Meu Sansão
Danada
Danada de Boa
Dance of Days
Daniboy
Daniela
Danone
Darth Vader
Dedal
Dedê do Grande
Dedeira
Dedicada
Deep Blue
Deep Purple
Deflorador de Pinto
Degoladora de Pinto
Degustadora de Baguetes
Degustadora de Bengalas

Degustadora de Pica-Doce
Degustandi
Dêla
Delícia
Delícia Cremosa
Delícia Salgada
Demais de Bão
Dengosa
Denise
Depósito
Depósito de Esperma
Depósito de Porra
Deprimida
Desabrochada
Desbeiçada
Descabaçada
Descabelada
Descabela-Palhaço
Descansa-Queixo
Descascador de Espiga
Descendo a Ribanceira
Desdentada

Desejada
Desempregada
Desentupidor de Pica
Desgraça de Macho
Despenteada
Destroncadora de Pica
Destronca-Pinto
Destruída quando o Glaubinho nasceu
Desvirginada
Deusa
Devassa
Devoradora
Devoradora de Pemba
Dezoito mole
Dia e Noite no Lambe-Lambe
Diamante Cor-de-Rosa
Dinda
Dindinha
Diogo
Dirce
Disco

Disputada
Disqueteira
Distinta
Distribuidora de Prazer
Dita-Cuja
Djana
Dobradiça
Doca do submarino
Docaralho
Doce de Dendê
Docinha
Docinho
Docinho da Vovó
Dogão
Doidinha
Domadora de Cobra
Dominadora
Don King
Dona Anja
Dona Moita
Dona Pêpa
Dona Vera
Dona Xana
Dora Pinto
Dorinha
Doroteia
Douglita
Doutora
Drink
Drive de CD
Duda
Dura Lex, Sed Lex

E
Égua Alada
Eguinha Pocotó
El Bigodón
Ela
Elástica
Elazinha
Elefante
Elenilda
Eletrizante
Elevador Sujo
Elsa Raposo
Elza Soares
Embalagem de Cabaço
Embrameira
Embrulho
Emengarda
Emília
Emo
Emo Core
Empadinha
Empório Doce
Empurra-Vento
Encantadora de Serpente
Encaracolada
Encardida
Encharcada
Encrenca
Endereço da Pica
Endiabrada
Enéas
Enfiadora
Enfia-tira-e-põe
Enforca-Pau
Engata-Meu-Bem
Engate de Pinto
Engenho-d'água
Engole-Cobra
Engole-Espada
Engole-Pau
Engole-Pica
Engole-Pinto
Engole-Quiabo
Engole-Quibe
Engole-Rola
Engolidora
Engolidora de Espada
Engolidora de Pizza
Engolidora de Taco
Engorda-Conta
Engraçadinha
Enroladora de Croquete
Ensopadinha
Entrada da Perdição
Entrada de Careca
Entrada de Vara
Entrada do Prazer
Entrada Principal
Entrada USB
Entra-E-Sai
Entre o Cu e o Umbigo
Entrefolhos
Entre-Pernas
Envelope Peludo
Enxarcadinha
Enxuga-Cabecinha
Epicentro
Erro de Projeto
Erro de Projeto (Área de Lazer Próxima ao Esgoto)
Ervilheira
Esbagaçada
Esburacada
Escalpelada
Escátula
Escolinha do Careca
Esconde o Feto
Esconde-Bago
Esconde-Cobra
Esconde-Nervo
Esconderijo
Esconderijo do Bin Laden
Esconderijo do Cabral
Esconderijo dos Carecas
Esconde-Salame

Esconde-Varas
Escondidinha
Escorredor
Escorregador de Rola
Escorregador Lubrificado
Escorrega-Lá-Vai-Um
Escova
Escova Chapada
Escova da Maria
Escova de Bambu
Escova-Coco
Escraviza-Homens
Escritório do Prazer
Escudo
Esculachada
Esfiha
Esfiha Aberta
Esfiha de Bacalhau
Esfiha de Carne Mijada
Esfiha de Pelo
Esfiha de Rodoviária
Esfoladora da Cabeça do Caralho
Esfola-Pinto
Esfrega
Esfrega-Esfrega
Esfregão
Esmaga-Banana
Esmaga-Churro
Esmaga-Pau
Esmeralda
Esmeril de Rola
Esmifra (Em Portugal)
Esmiliguida
Espanta-Viado
Especial
Esperançosa
Espera-Porra
Espera-Zoide
Espermatogene
Esponja de Aço
Esponja de Carrapato
Esporradeira
Esposa do Elvis
Espremedor de Pica
Esquecida
Esquema
Esquenta-Cabeça
Esquenta-Linguiça
Esquenta-Sabugo
Estacionamento de Caralho
Estacionamento Free
Esticadora de Berimbau
Estilicão
Estojinho
Estopa
Estrada do Meu Picasso
Estranha
Estrela-Guia
Estrelinha
Estrovenga
Estufa
Estufa-Barriga
Eu Quero É Lazer
Eu Tô Maluco
Evitada
Experimenta
Extinta

F

Fabeco
Fábrica de Chocolate
Fábrica de Goma
Fábrica de Iogurte
Fábrica de Neném
Fábrica de Pimpolho
Fábrica de Pomarola
Fábrica de Requeijão
Fábrica de Tesão
Fábrica do Amor
Fábrica dos Prazeres
Fábrica-de-fazer-boneco
Faca de Dois Gumes
Fadinha
Fagulheiro
Faminta
Faneca
Farinheira
Farol
Farolete
Fatal
Faz-me Bem
Faz-me Rir
Febra
Febrinhas Mijadas
Fechadinha
Fechadura
Fedegosa
Federal
Fedida
Fedidinha
Fedorenta
Fedorenta do Caralho
Fefeia
Fefezinha
Feiosa
Feiticeira
Felicidade
Felizbina
Fenda
Fenda de pelo
Fenda melada
Fendinha
Fenômeno
Ferida
Ferida Exposta
Ferida Que Nunca Sara
Fernandinha

Ferramenta de Puta
Fessa (Em Italiano)
Festa
Festão
Festeira
Fetsa (Em Espanhol)
Feudo do Caralho
Fica
Fidel Castro
Fifilda
Figa
Figo
Figurinha
Filé
Filé de Frango
Filé de Pelo
Filhinha
Filó
Filomena
Finca o Charuto
Fincadeira
Fincous Tonight
Fiofó
Fiofó Superior
Fiorela
Fissi (Em Dinamarquês)
Fita (Em Norueguês)
Fiu-Fiu
Flambinha
Flavia
Flor
Flora
Flor da Mulher
Flor de Maracujá
Floresta Amazônica
Floresta da Alegria
Floresta das Cobras
Floresta Negra
Floricultura Ambulante

Florzinha
Florzinha do ICQ
Fodedoura
Fode-Fode
Fodelhona
Fode-Pau
Fode-Pica
Foderosa
Fodiola
Fodo-te Sempre
Fofa
Fofinha
Fofíssima
Fofolete
Fofucha
Fofurinha
Fogosa
Fogueira
Fonte
Fonte da Vida
Fonte de Gosma
Fonte De Ouro
Fonte de Tesão
Formigueiro
Fórmula de Báscara
Fornalha
Fornicada
Forninho
Forno à Lenha
Fororó
Fossa
Fossa de Porra
Fotze (Em Alemão)
Foxhole
Frajola
Franga
Franklis
Frasco
Frasco do Meu Pau

Frasco-de-guardar-porra
Frasquinho
Frente
Frigideira
Fritadeira
Frita-Ovos
Fritola (Em Italiano)
Fruta
Fruta Mijona
Frutilly
Frutinha
Fruto do Meu Esparro
Fruto Especial
Fruto Proibido
Fubica
Fuc-Fuc
Fudedor da Frente
Fudelândia
Fudida
Fufu-Deu
Fulana
Fundilho
Fundo
Fundo do Poço
Furadinha
Furaquinha
Furico
Furingo
Furiquete
Furna
Furo
Furo Do Miguelão
Furquilha
Furunfufada
Furustreca
Fusca
Fusquinha
Futz Legat (Em Alemão)
Fuzilada

G
Gaiola

Gaiola do Piu-Piu

Gaita

Galinha (choca o pinto)
Galinhineiro
Gambá
Gamela
Gamelus
Ganha-Pão
Garage-A-Bites
Garagem
Garagem Cheia
Garagem da Frente
Garagem de Piroca
Garagem de Trator
Garagem do Cacete
Garagem do Caralho
Garagem do Meu Picasso
Garagem Pública
Garajinha
Gargalinho
Garganta Profunda
Garotinha
Garrafinha de leite
Gaveta
Gavetinha
Gavetona
Geladeira (Deixa a carne dentro e os ovos na porta)
Geladinha
Gêmeos de fora
Gengiva
Genoveva
Gereca
Gerimpoca
Gerlândia
Gertrudes
Gica
Gigina
Gijoka
Gina
Ginásio
Gislene
Gista

Glosa
Gloss
Glu-glu
Godofreda
Gogonha
Goiaba
Goiabada Cascão
Gol
Golden Gate
Golden-Cross
Goleira
Golo (em Portugal)
Goma de Laranja
Gominhos
Gominhos Calientes
Gomo de Mexirica
Gonada
Gonna
Gorbatchov
Gorda
Gordinha
Gorducha
Gorduchinha
Gorfadora
Gorgona
Gorgonzola
Gosmenta
Gostosa
Gostosinha
Goteira
Gozaaki
Gozadinha
Gozinha do gozo
Graciosa
Gramado
Grampeada
Grand Canyon
Grande Figa
Grandes Lábios
Grandiosa
Grandona
Green Day

Grela
Greladinha
Grelhada
Grelho
Grelhuda
Grelinho
Grelo
Greta (nome pelo qual Bocage apelidava a vagina)
Greta Barbada
Greta do Prazer
Greta Garbo
Greta pachacheira
Grila
Grilezza
Grilo
Grogrota
Grota
Grudenta
Gruta
Gruta Babadeira
Gruta da Mata Funda
Gruta da Porra Louca
Gruta da Siririca
Gruta De Mel
Gruta do amor
Gruta do Prazer
Gruta Ensaboada
Gruta Escorregadia
Gruta Melosa
Gruta Molhada
Gruta Úmida
Grutinha
Grutinha Encantada
Guanina
Guarda-Hímen
Guarda-Leitinho
Guarda-Pau
Guarda-Pica
Guarda-Pinguelo
Guarda-Porra

Guarda-Rolas
Guarda-Volume
Guardião do Pau
Guelão
Guenta-Eu
Guguteteia

Guida
Guilhermita
Guilhotina de Caralho
Gulosa
Guloseima
Gulosinha

Guriazinha
Guta
Gutiguti
Guti-guti

H
Hagibrina
Hamburgão
Hamburguer
Hamburguer de Pelo
Hamburguer Dobrado
Hangar do meu Jatinho
Há-Prazer

Homem do Bigode Cheiroso
Homem-Aranha
Hopi-Hari da Minha Pica
Hopi-Hari do Vizinho
Horta Lá de Casa (Onde Eu Planto Mandioca)

Hortelã
Hot-Dog
Hotel da Putaria
Hotel do Climberson,
House Of Love
Hururu

I
Ioiô de gaveta
Ioiô de pimba

Ioiô de porra
Ioiô melada

Ioiô porta pinto

J
Jabaquara-Tucuruvi
Jabardolas
Jabugeira
Jabuticaba
Jaca
Jacaré Banguela
Jacinto Leite Aquino Rego
Jade
Jaira
Jaldenice Deiroz
Jama Legras
Jamelão
Jamilda
Janca
Jane (Habitat Preferido do Tarzan)
Janete
Janinha
Jaquinha
Jardim do Éden

Jarra de Porra
Jatefodo
Jatinho
Jatinho fino
Je t'aime
Jeffim
Jennifer
Jeripopeia
Jet-set
Jetsset
Jiboinha
Jiji
Jiló
Jingle
Jinomoto
Jipe de atoleiro
Jiringonça divertida
Joana
Joaninha
João Antônio
Joaquina

Jogo Rolaentrando
Joia
Jojota
Jolinga
José
Josefa
Jota
Jotinha
Jubiraca
Jub's
Judiada
Jujuba
Juliana-doce
Jumanji
Jumentinha
Jungle
Juniar
Juntas Provisórias
Juranha
Jurassic Park
Jurema

Jurubeba

Jurupoca

Juruponga

K

Kachanga
Kama O Meu Sutra
Kama sutra
Kamassutrinha
Kapadepica
Karininha
Kassetudinha
Kátia Flávia
Katilce
Katiursa
Katiúscia
Katota (Em Crioulo de Cabo Verde)
Katso de mulher

Katze (Em Alemão)
Kbla (gíria hebraica)
Ki Cheirinho
Ki Delícia
Kibe-cru
Kibe-de-chupar
Kibeira
Kika
Kikita
Kinder Ovo
Kiosque de Minha Pica
Kito
Kiwi (Peludo, Mas Gostoso por Dentro)

Kombosa
Komieu
Kona
Koreandu
Koreia
Krika
Kudincka (Na República Tcheca)
Kügelschriber
Kunami (fesquinho)
Kurium
Küsschen

L

Labareda
Labareda Pirotécnica
Lábios de Fêmea
Lábios de Mel
Lábios Leporinos
Lábios Que Babam
Labiúda
Lacilda
Lacraia
Lado da frente
Lá-Em-Casa
Lagoa (Sempre Molhada)
Laguinho
Laguna
Lake of Fun
Lala
Lalá
Lalinha
Lama de mulher
Lambe Pau
Lambe Pica
Lambedeira
Lambedouro

Lambe-Lambe
Lambidestra
Lambisgoia
Lambusada
Lameiro atolado
Lâmpada Mágica
Landinha
Lango-Lango
Lanha
Lantejola
Lanterninha
Lápis pau
Lar Doce Lar
Larga
Largo do Caralho
Larousse
Lasca de Cabelo
Lascadeira
Lascadinha
Lascão
Lascãozinho
Lasca-Pau
Lasgo

Lasguinho
Lassie
Latinha-de-pica
Laurinha
Lava Pau
Lavanderia Para Caralhos
Lavou Tá Nova
Lasanha
Lazarenta
Lazinho
Leandrinha
Led Zeppelin
Legado
Leia
Leite materno
Leitera
Leiteria de Amor
Leitinho das Crianças
Leka
Leleca
Lelel
Leleta

Lembi Pinto
Lenho
Lesada
Lesadinha
Lessokinha
Letchuga
Leva-Bronca
Leva-Ferro
Levanta Astral
Levanta-Defunto
Leva-Pau
Leva-Pica
Leva-Rola
Libertina
Libidinosa
Liboro
Ligadinha
Lila
Lilibeth
Lilica
Lilila
Lilizinha
Lilly
Liloca
Liminha
Limonada
Limpa-Canudo

Limpa-Dedos
Limpador de Cabeçote
Limpadora de Dedos
Limpa-Pentelho
Limusine
Linda
Lindinha
Linguaruda
Linha do Equador
Linho Frio Grosso
Link
Lipriquidiana
Lituana
Lixa-Dedo
Lixa-De-Língua
Lixa-Pica
Lizinha
Loba
Lobona
Loca
Lodo
Lodo Pecaminoso
Logo-Ali
Logradouro do Caralho
Lojinha
Lolinha
Lolita

Loló
Loloinha
Lombadinha
Lontra Peluda
Lorezinha
Luana Piovani
Lugar da minha língua
Lugar de Pôr Meu Pau
Lugar do Zé
Lugar que eu não quero sair nunca mais
Lugar Vago
Lugarzinho do Prazer
Lugarzinho Pra Eu Gozar
Lula
Lulu
Luluzinha
Lumbriga de Pica
Luminária
Luminozinha
Luna Park
Lurdes
Lustra-Pinto
Luva de Pica
Luvinha
Luz no Fim do Túnel

M

M&M's
Macaca
Macaca Banguela
Macaco Mico Meu
Maçã-do-Amor
Macaquinha
Maçãzinha
Machadada
Machucada
Machucadinha (menstruada)
Madre
Madrepérola

Madrinha
Mãe África
Mãe da Vida
Mãe de Todos
Mãe Joana
Mãe Loura
Mágica
Mágica (Pois Some Com a Cobra)
Magrilinda
Mais-bonita-que-a-dona
Mais-feia-que-a-dona
Mais-linda-que-a-dona

Majestade
Malcheirosa
Mal-Agradecida
Malandrinha
Maldosa
Maleta de Cego
Mal-Lavada
Malvada
Mama Beita
Mama Caralhos
Mama Leitinho
Mama pombas
Mama Todos

Mama Tudo
Mama Vergalhos
Mama-África
Mamadora-de-pau
Mamãe
Mamãe Eu Quero
Mamãe-Eu-Quero-Mamar
Mamão Rachado
Mamhuska
Mancada de Menina Fresca
Mancu
Mandona
Mandrovácuo
Manga do Fiapo Preto
Manga Larga
Manga-Rosa
Manguaça
Manguacinha
Manicure
Manjadora de caralho
Manjadoura
Manjar dos Deuses
Manjuba
Manjubinha
Manko? (Em Japonês)
Mansa
Mansinha
Manta de pau
Mantegueira
Manu
Mapa de Todos os Paus
Mapa do Mundo
Mapa Mundi
Maquiavélica
Máquina de Dinheiro
Máquina de Esfolar Pica
Máquina Multibanco
Maquininha
Mara Tesuda
Maracujá

Maravaca
Maravilha
Marcant
Marcineira
Mardita
Margarida
Margosa
Maria Cabeluda
Maria Caqui
Maria Cha-Cha-Cha
Maria Eugênia
Maria Francisca
Maria Goreti
Maria Joaquina
Maria Rosca
Maria Zilda
Maricota
Marieta
Marilula
Mariposa
Mariscão da Pedra
Marisco
Marisco de Forquilha
Marisco Lambe-Lambe
Maristela
Marmita
Mármore do Inferno
Marmota
Maroquinha
Marota
Marreca
Marta
Martelo-Prego
Marvada
Mascadora de pau
Massa Folhada
Massageador de Benga
Massumy
Mastigadora
Mastiga-pau
Mata Atlântica
Mata Fechada

Mata Seca
Mata Virgem
Matadora de Me-Nega-Te-Pega
Matagal
Mata-Homen
Mata-Palhaço
Mata-Pica
Mata-Pinto
Mata-Porco
Matilde
Mato
Mato Grosso do Sul
Matraca
Maxambomba
Mc Duplo
Mc Lanche Feliz
Mc Lanche Feliz Vertical
McMax
McXonga
McXota
Me Acaba
Me Derruba
Me Faz Feliz
Me Leva
Me Pega
Mealheiro
Mexilhão Barbudo
Me-Chupa
Me-Dá-Mais-Que-Eu-Gosto
Mede-Rola
Medidor de Língua
Medusa Entrepernas
Meiga
Meiguinha
Meio
Meio de Vida
Meio Quilo de Cada Lado
Meios
Meitódromo
Mela-Cueca

Meladinha
Me-Lambe
Mela-Pentelho
Mela-Pinto
Melequenta
Melequinha
Melhor-Da-Mulher
Melzinho
Meminha
Menina
Menina Super Poderosa, A
Menininha
Menininha
Menininha do Bilau
Menininha do Orgasmo
Menininha do papai
Meninona
Menor Galinheiro do Mundo
Menor Galinheiro do Mundo (Só Cabe Um Pinto, Empurrado)
Menos-feia-que-a-dona
Menos-mal
Menos-Menos
Menstruada
Mentinha
Menu
Mercado Livre
Merenda
Meridiano de Greenwich
Mesclada
Mesma-de-sempre
Me Soca
Mesquinha
Metamorfose
Metedeira
Metedor
Metelona
Metiaí
Metida
Meu Bibelô
Meu Nome É Enéas
Meu Prazer
Meu-Vinho-Meu-Queijo
Mexidinha
Mexilhão
Michigan
Michiguana
Micro-ondas
Mictório
Miguxa
Miguxinha
Mijadeira
Mijador de Feto
Mijona
Milagrosa
Melindrosa
Milinha
Milionária
Miminha
Mimosa
Mina
Mina de Gozo
Mina de Ouro
Mina de Porra
Minha
Minha Amiga
Minha Branquela
Minha Cabra
Minha e Só Minha
Minha Fabricadora
Minha Grandona
Minha Irmã
Minha Tara
Minha Vida
Miniprima
Minirrola
Minnie
Mintísica
Mira
Mirindanha
Miséria
Mito da caverna
Miúda
Miudinha
Miúxa
Mixaria
Mixibera
Mexirica
Mixuga
Mixuruca
Mocinha
Mococa
Mocó-de-Pelo
Moçoila
Mocotó
Modedora
Modera
Moela
Moela de pau
Moi-Cano
Moita
Moleca
Molequinha
Molhada
Molhadinha
Molho de Vajaína
Momboca
Momô
Momô Qué Fazê Nenê
Mona
Monarca
Monetária
Mônica (ver também Turma da Mônica)
Monossilábica
Monoteísta (Acredita em Uma Só Pica)
Monte Alegre
Monte-de-Vênus
Moquinha
Morada da Rola
Morada do Pênis
Morada Temporária

Moradora
Moranguinho
Morceguinho
Morde-Pinhaba
Mordequeira
Moribunda de Guerra
Morro Alegre
Mortadela
Moscada
Motoca
Motor Aspirado
Motor Fundido
Motosserra

Mr. M (Esconde a Cobra)
Muchacha
Muci
Mudinha
Mulher de Colher
Munheca
Munhecosa
Moqueca de Pelo
Murcilha
Murici Babosa
Muringa
Musa
Muschi (Em Alemão)

Musculosa
Musguenta (de Musgo, Húmida)
Mussalangra
Mussaranha
Mustafá
Muxador de Pica
Muxiba
Muxibenta
Muxibinha
My Precious

N

Na Picadura
Nabunda
Naja
Naninha
Não Conta-Pra-Ninguém
Naruska
Nascedouro
Nassa
Navaginas
Navalhada
Navaska
Náxa
Negoça
Negocin
Negocinho que come terra

Negócio bom
Negócio Certo
Negócio de puta
Negresco
Nenê Altro
Nervosa
Nêspera
Nhaca
Nhamenhame
Nhanha
Nhanhosa
Nhonha
Nhoque
Nikka
Nikkita
Nina

Ninfobabe
Ninho de Cobra
Ninho de Muriçocas
Ninho de Pomba
Ninho de Rola
Ninho do Amor
Níquia
Nokia
Nota Fiscal
Novagina
Novalgina
Noviça Rebelde
Nugget de Peixe
Nuggets

O

O Buraco Mais Caro do Mundo
O Que Japonês Vê Mas Não Alcança
O Que Nós Queremos
O retorno de Jedy
O Trem Querendo
Oba
Objectivo de Vida

Objecto de Hipnose
Objetivo de Vida
Objeto de Hipnose
Oca de Adão
Oca do Bojja
Ociosa
Oco
Oculta-Cacete
Ofélia

Oferecida
Olha o Rapa!
Olheuaki
Olho Cego
Olho D'Água
Olho de Pandera
Olho de Thundera
Olho Mocho de Camões
Olho-Grande

Olhuda
Onde o Sol Não Bate
Ooo Manco (Em Japonês)
Opa
Oposto do Cu
Ordenhadeira de Piroca
Ordinária
Oreiúda
Órgão Sexual Feminino
Orifício Schmalteriano
Orifício Úmido
Origem da Vida
Orra-Diá
Osama
Ostra
Ostra Barbuda
Ostra Mijada
Ostrinha
Otilious
Ouriço

P

Paca
Pachacha
Pachequita
Pachucha
Pachulita (como a chama Larissa Riquelme)
Pac-Man (Come-Come)
Paçoquinha
Pacota
Pacotão
Pacote
Pacote de Sorte
Pacoteira
Pacotinho
Pacu
Padaria de Pau
Padecida
Paga-Conta
Paixão
Palhaça
Palhacinho
Palha-de-Aço
Paliteiro
Pamonha
Pamonha de Sal
Pandeireta
Panocha
Panqueca
Pantuá Carnudo
Pantufa
Pantufa de Elefante
Pantufinha
Pão
Pão cilindro
Pão com Mortadela
Pão de Cachorro-Quente
Pão de Queijo
Pão de Queijo com Cabelo
Pão de Trigo
Pãozinho
Papa-Angu
Papa-Benga
Papa-Caralho
Papa-Duro
Papa-Ovo
Papa-Pau
Papa-Pica
Papa-Pinto
Papa-Rola
Paparrão
Paparrucha
Papa-Tudo
Papeiro
Papica
Papinto
Papoula
Papuda
Paquetão
Paquita
Paquita Erótica
Parábola
Parada Obrigatória
Paradanguapiana
Paradinha
Parafuseta
Paraíso
Para-Isso
Paranho
Pardala
Pardaleca
Pardeja
Parede
Parmesão
Parque
Parque de Diversões
Parrachita
Parratcha
Parreca
Parrudinha
Partes
Pasmadinha
Passa-Anel
Passa-Cartão
Passada
Passa-Gonorreia
Passarinha
Passatempo
Passinha
Passiva
Pasta para partilhar
Pastel
Pastel Aberto
Pastel Babento
Pastel com Pentelho
Pastel de Cabelo
Pastel de Carne
Pastel de Carne Mijada
Pastel de Foca

Pastel de Pelo
Pastel de Ricota
Pastel Pelado
Pastel Quatro-Queijos
Pastelão
Pastelícia
Pastelzinho
Pata de Camelo
Pata de Camelo
Pata de camelo (para gordas)
Pata de Lagosta
Pataca
Patareca
Patchoca
Patchoquinha
Patinha
Pátria Amada
Patricinha Metidinha
Patroa
Pau do Avesso
Pau-Lá
Paula Dentro
Paula Tejando
Pavor de Bicha
Paxaxa
Paxinha
Paxona
Paxuxa
Paz do Passarinho
Pazuzu
Pé da Barriga Lascada
Pé de Boi
Pé de cabra
Peca
Pecado
Pecaminosa
Pechereca
Pechincha
Pecinha
Peçonhenta
Pé-de-Buceteiro

Pedeguéba
Pef-Pef
Pega-Pau
Pega-Pica
Pega-Rapaz
Pégaso
Peito de Pomba
Peixaria
Pelada
Peladinha
Pelancuda
Pelão Doidão
Pela-Saco
Pelego Furado
Peleiúda
Pelera
Pelestroika
Peloza
Pelozinha
Pelúcia
Pelucinha
Peluda
Peluda do Pai
Peludinha
Peludona
Pembeca
Peneira de Um Buraco Só
Penélope Charmosa
Penis' Home Sweet Home
Penis' Pool
Penislândia
Penteadeira
Pentelheira
Pentium IV
Penxa
Pepê
Pepeca
Pepeco
Pepequinha
Pepequita

Pepeta
Pepeu
Pepexa
Pepita
Pequenininha
Pequi
Pera
Perdição
Perdida
Perdigueira
Peregrina
Perequeca
Perequeta
Perereca
Perereca Saltitante
Perereca Suntuosa
Pererecão
Pererequinha
Pererinha
Perestroika
Perfurada
Pericletes
Perigosa
Peri-Gozar
Periquita
Periquita Devassa
Periquita D'Oro
Periquitinha
Pérola Rosa
Peronha
Persega
Persegue-Rola
Perseguida
Perseguidora
Peru no Ponto
Peruca de Pinto
Peruca de Rola
Peruca do Careca
Perva
Perversa
Pesseguinha
Petcheca

Peteca
Petecão
Petecuda
Petequinha
Petitica
Petrina
Petúnia
Pexeca
Pexereca
Pexingueta
PIB – Produto Interno Bruto
Picadeiro
Picanha
Pica-Pau
Pichirica
Pichita
Picirica
Picó
Picoca
Picoca Peluda
Pida
Pilão
Pimba
Pimenta do Reino
Pimpa
Pimpinha
Pimpolha
Pimpolhuda
Pindamonhangaba
Pinguelitas
Pinguelo
Pinguinhonha
Pinta
Pintassilga
Pintinha
Pinto Invertido
Pintódromo
Pintolândia
Pintópolis
Pintora (adora um pincel)
Pipa
Pipi
Pipia
Pipinha
Pipiquinha
Pipita
Pipiu
Pipiuzinha
Pipoca
Piquitón
Pirica
Piriclética
Piricota
Pirilampa
Pirimpola
Piriquita
Piriquita Azeda
Piriquita de Ouro
Piririca
Piroquita
Piscina
Piscinão de Ramos
Piscinão do Povo
Piscuila
Pisdá
Pisirica
Pissota
Pista de Via Dupla
Pistoleira
Pit Stop
Pit Stop de Caralho
Pita
Pitada
Pitareca
Pitchorra
Pitchulinha
Pitéu
Pitica
Pitinha D'Ouro
Pitirica
Pito
Pitó
Pitota
Pitrica
Pituxinha
Piu Piu
Piunça
Pixana
Pixel
Pixilanga
Pixiquita
Pixirica
Pixoca
Pixoroca
Pixorra
Pixota
Pixuguinha
Pixula
Pixuluca
Pixureta
Pixuruca
Pizza de Cabelo
Placa-Mãe
Planta Carnívora
Play center Peludo
Playground
Playground de Esperma
Playground de Tarado
Pleura
Ploncha
Plug
Poção
Pocaroxa
Pochete
Pochola
Pocilga
Pocinho de Gala
Poço da Alegria
Poço de Esperma
Poço de Gozo
Poço de Porra
Poço do Fedor Eterno
Poço do Meu Elevador
Poço dos Desejos

Poço Felpudo
Poço Raso
Poço Sem Fundo
Poderosa
Põe-Porra
Põe-Pra-Dentro
Pof-Pof
Point dos Carecas
Poita
Pokébola
Polaca
Polala
Polenta
Polidora de Pênis
Pomba
Pomba Lesa
Pomba Rola
Pombanha
Pombão
Pombinha
Pomboca
Pombosa
Pompom
Ponga
Ponga Mironga (Buceta Cabeluda)
Ponga Mironga do Cabuletê (Buceta Cabeluda da Mãe)
Ponta Aguda
Ponta ao Avesso
Ponta ao Contrário
Ponta de lá
Ponta Inversa
Ponte de ligação
Ponte do Meu Fusquinha
Ponte do Rio Kuwait
Ponte do Rio Que Cai
Ponte que se partiu
Ponte que te partiu
Ponto de Partida
Ponto G

Popica
Popó
Popoadora
Popoca
Popola
Popota
Popotinha
Poqrita
Por Trás da Moita
Porão
Porca do Parafuso
Porontchesca
Pororoca
Porquita
Porra-Louca
Porta
Porta da Esperança
Porta da Fábrica
Porta da Frente
Porta da Vida
Porta de Entrada
Porta do Bebê
Porta do Mundo
Porta Pra Vida
Porta USB
Porta-Bambu
Porta-Bandeira
Porta-Broca
Porta-Caralho
Porta-Charutos
Porta-Esperma
Porta-Incenso
Porta-Jeba
Portal pro Céu
Porta-Lápis de Itu
Porta-Luvas
Porta-Mandorová
Porta-Níqueis
Portão de Jade
Portão do Inferno
Porta-Pau
Porta-Pau do MaaT

Porta-Pica
Porta-Picolé
Porta-Porra
Porta-Que-Nunca-Fecha
Porta-Salsicha
Porta-Taco
Porta-Trecos
Porta-Tromba
Porteira
Porteira da Felicidade
Porteira do Caralho
Porteira do Inferno
Porteira do Mundo
Porteira do Prazer
Potichonga
Potinho Fedido
Potranca
Potrancuda
Pousada de Caralhos
Pousada do Bilau
Poxanga
Prazerosa
Precheca Cabeluda
Prechereca
Preciosa
Predadora
Preferência Nacional
Prefiro o cu
Preguiçosa
Prejereba
Preluda
Prenda
Prendedor de Língua
Prendedor de Pau
Prendinha
Prêola
Preparada
Prequéta
Presunto
Preta
Pretinha
Preula

Prexana
Prexeca
Prexereca
Prexerela
Prexilda
Prexoca
Prexureca
Primavera
Princesa Guerreira
Princesinha
Priquileta
Priquitita
Priquito
Priscila
Prochaca
Procurada
Profana
Professora de Língua
Professora do Meu Caralho
Proibida
Pronta-Pra-Meter
Protetora de Pinto
Protoca
Provador de Camisinha
Provadora de Salame
Proxasca
Púbis
Puçá de Pica
Pucci
Puci
Pudendo de menina
Pudendo feminino (nome formal para a vulva)
Pudim de Pelo
Puerto Pinga
Punani
Punheta Automática
Pupusa
Pupusa com pelos
Purupupuca
Pururuquinha
Pussy
Puta
Puta Aberta
Puta do Caralho
Puta gostosa
Puta merda
Puta paga
Puta que me pariu
Puta que pariu
Puta que te pariu
Putana
Putavasca
Putinha
Putinha carnuda
Putinha relaxada
Putka (Em búlgaro)

Q
Quadro
Qualhada
Qualhadeira
Quarteirão com Queijo
Quase Lá
Que Lambe
Quebra-Pinto
Queca
Queijinho
Queijinho Melado
Queijo Cheiroso
Queijo Parmesão
Quelícera-da-Rola
Quelíceras-de-Moça
Quentão
Quente
Quentinha
Quentona
Quentosa
Querida
Queridinha
Queridinha da Mamãe
Queridinha do Papai
Quero-Levar-Pra-Casa
Quero-Mais
Quero-Quero
Quero-Uma
Quibane
Quiçá
Quicas
Quilha
Quiquina
Quiquinha
Quiquiriquinha
Quiquita
Quita
Quitinha

R
R$ 50,00 (Cinquenta Pau)
R$ 60,00 (Sessenta pau)
R$ 70,00 (Setenta pau)
Rabicó
Rabiola
Rabuda
Ração
Racha
Racha do Papai
Rachada
Rachadinha
Rachadura
Rachadura Peluda
Rachazón

CAPÍTULO 4

Racho
Rádio Toca-Siririca
Ragadinha
Ragatanga
Rainha da Escuridão
Rainha dos Membros
Raja
Rala-Pau
Rala-Pica
Raladora do Meu Pinto
Ralinha
Ramboia
Ranca-Toco
Ranides
Ranifrange
Rapadura
Rapariga
Rapariga de Bigode Branco
Rasgada
Rasgadeira
Rasgo da Faca
Raspa-Pênis
Raspadinha
Rastafari
Rata
Ratinha
Ratona
Raul Seixas
Raymunda
Razão da punheta
Rebimboca

Rebimboca da Parafuseta
Rebuceteia
Recanto da Chibata
Recanto da Piroca
Receptáculo de Esperma
Receptora
Receptora de Amor
Recheio de Sonho
Reciclador de Humanos
Reco-Reco
Recreio
Redonda
Reganhada do Golias
Região de interesse
Rego de Mijar
Renasça
Repartição Pública
Repartida
Repolho
Repositório de Meu Pau
Repositório de Porra
República Xeca
Requeijuda
Reservatório
Reservatório de Esperma
Residência do Meu Pau
Residência do Sr. Bráulio
Respos
Retífica de Caralho
Rilu
Rinny

Rita
Riteca
Ritinha
Rivinha
Rô
Roçadora
Rocambole
Rogeca
Rogequinha
Rogerzita
Rola
Rolândia
Rolinha
Rolinha Assada
Rolódromo
Romária
Rombo
Ronaldinha
Ronhonhó
Rorocão
Roroquinha
Rosa
Rosa Escondida
Rosalvagina
Rosbife
Rosinha
Rosinha
Rosquinha
Rotworm
Rua Sem Saída
Rueleira
Rulinha

S

Saboreandi
Saca-rolha
Sacha
Saco de Dormir
Saco de Pão
Sadia
Safada
Saída de Filho da Puta

Saída de Incêndio
Saída Pela Frente
Sala
Sala de comer
Sala de estar
Sala de visitas
Sala do puto
Salamandra

Salário Mínimo
Salgadinha
Salmonella
Samambaia
Samara
Samaritana
Sandona da Orgia
Sanduíche

Sanduíche de Macho
Sanduíche de Mortadela
Sanduíche de Pão Árabe
Sandy
Sanguessuga
Sanguinária
Santinha
Sapão
Sapeca
Sapinha Encantada
Sapo
Sapo de barba
Sapo Verde
Sapólio
Sara irmã do Eliseu
Sarará Crioulo
Sararucu de Pau
Sargadeira
Saroca
Sashimi Mijado
Sassá Mutema
Savana
Scargot
Schumole
Seção Lazer
Seção Privê
Secção Umectada
Segredinho
Segredo
Segredo-da-crente
Segredo-da-mulher
Segunda Boca
Segunda Língua
Segura Peão
Self-Service
Selva
Sem-Ela-Eu-Não Vivo
Sem-Ela-Não Precisaríamos-De-Mulher
Sem-Lacre
Sem-Vergonha
Senaita
Senduba
Sendubuinha
Senhora
Senisga
Senta-o-Pau
Serico
Serra Pelada
Serraria
Seta do Prazer
Setor de Embarque
Seu Fedó
Sgt. Doroteia
Shan-Gri-Lá
Sharapova
Sharon
Shawasca
Sheila
Sheilinha
Shibiu
Shinobuzinha
Shinurbal (Em Alemão)
Shiranha
Shirley
Shnozer
Shoyu do Meu Yakissoba
Sineta
Sininho
Sinisga (Em Portugal)
Sinistra
Sino de Igreja
Sino Dourado
Siri
Sirica
Siriema
Sirigaita
Sisterna de Porra
Slot
Smile
Smurfete
Snaita
Snéka
Só Capim Canela (Leia Rápido)
Só Para os Baixinhos
Sobrinha
Soca-Coco
Socaí
Soca-Pinto
Soca-Rola
Soca-Rolha
Soca-Saco
Soco do Gugu
Sofredora
Sofrida
Soldado do Terrivel Munha
Sombrancelha Dupla
Some-Vara
Sonho de Travesti
Sonho Meu
Sonho Recheado
Sopa de Rola
Sopinha
Soquete Cavalar
Soraya
Sorca
Sorriso Vertical
Sorvete Quente
Sossega-Rola
Sovaco da Perna
Spazolla
Spazollona
Sra. Bráulio
Step
Strudel
Suada
Suadinha
Suculenta
Sugadora
Sugadora de Pinto
Sugadora De Supremos Caralhos Do Afeganistão
Suga-Pau

Sugar Loaf
Suga-Rola
Sugoi (Em Japonês)
Sulamita
Sulanha
Sundae de Bigode
Superpoderosa

Supernanny
Super-Xana
Supimpa
Supla
Suporte De Caralho
Suporte Para Pênis
Suprema

Surinapa
Sururu
Sururu-de-capote
Sushi
Suvaco de Coxa
Suvaco do Sul

T

Tá encrencado
Tabaca
Tabacão
Tabaco
Tabaquinha
Tabaquira
Tabernáculo das Rolas
Taça
Tacebu
Tacha
Tacho
Taco de Presunto
Tadinha
Tá-em-todas
Taião
Taio Feio
Taioba
Taiuda
Talha-Leite
Talhão
Talho
Talibã
Tá-louca
Tá-maluca
Tamancada na Cachorra
Tamancada na Cadela
Tamanduá
Tamara
Tamira
Tamo-Feliz
Tampão
Tanamira
Tandera

Tangerina
Tangerina do Nordeste
Tanta-graça
Tapioca
Tapioca de Pica
Taquara Rachada
Tarântula
Tarântula Negra
Tarólis
Tarracho Pau
Tarraqueta
Tarrota
Tatinha
Tati-quebra-barraco
Taturana
Tatuzinha
Taz
Tchaca
Tchakinha
Tchan
Tchanaraina
Tchanga
Tchavasca
Tche QueVara
Tcheca
Tchecoslováquia
Tchola
Tchonada
Tchonga
Tchulaipa
Tchurranas
Tchut (Em Hindi)
Tchutchuca

Tchutchuquinha
Tchutchura
Te Meto o Cano
Tega
Teia
Tela Mágica
Telescópio de Feto
Telhado-de-Pica
Temeroso
Temperada
Tempera-Pepino
Tempero de Bigode
Tempratodos
Tentação
Tentação do Caralho
Tentação do Diabo
Teresa Batista
Teresuda
Terracha
Terraço das Joias
Terreno Suado
Tesão
Tesão-do-Caralho
Tesãozão
Tesoura
Tesouro de Pirata
Tesouro de Pobre
Testa
Testa Alta
Testa Cabeluda
Testa de Peba
Testa Larga
Testa Viado

Testada E Aprovada
Testadinha
Testador de Batina
Testão
Testão Envergado
Test-Drive de Pau
Testinha Cabeluda
Testosterona
Testuda
Testudinha
Tesuda
Tesudinha
Tetê
Teteco
Teteia
Thalitinha
Thayna
The Last Line
Thequinha
Thirda
Tia Beth
Tia TINA
Tiamara
Tiazona
Tibúrcia
Ticha
Tiché
Tichim
Tieta
Tika
Tilanga
Tilidinha
Timba
Timbó
Tímida
Timusserusa
Tintim
Tipa
Tira-Leite
Tirana
Tira-Prosa
Tira-prova-de-homem

Tirruão
Titanic (Várias Pessoas Já Se Afogaram Nela)
Titia Beiçuda
Titita
Tito
Toalhinha de Pau
Tobinha
Tobogã de Espermatozoide
Toca
Toca da Benga
Toca da Coruja
Toca da Manjuba
Toca da Moita
Toca de Cobra
Toca de Gnomo
Toca de Serpente
Toca do Caralho
Toca do Coelho
Toca do Coiote
Toca do Diabo
Toca do Palhaço
Toca do Tatu
Toca do Thyrso
Toca do Zé
Toca dos Gatos
Toca dos Pintos
Toca Encantada
Tocha Cubana
Toco de Amarrar Bode
Toco de Amarrar Pica
Toda
Toda-Corada
Toda-melada
Toda-Molhada
Toda-toda
Todavia
Todavida gostosa
Todo Dia
Todo-Santo-Dia
Toioba

Toladinha
Toma e Leva
Tomada
Tomada de Pica
Tô-maluco
Tomba-Macho
Toner
Tonha
Topa
Topete de Pentelho
Topete-de-Mate
Topetuda
Torneadora de Pinguelo
Torta
Tosca
Toshibinha
Toskerão
Tosquinha
Tota
Totinha
Totó
Totó In
Totoca
Totona (Em Espanhol)
Totonha
Totosa
Touceira
Toucinho de Segunda
Trakinas
Tranca
Transadinha
Transistor
Trapaiadinha
Traquinas
Tratorzão
Trave
Travesseirinho
Travesseiro (Pra Botar a Cabeça)
Treineira de Virgem
Trem Da Alegria
Trem Gordo

Trem Partido
Trem Rachado
Trem-Que-Pula
Trenzin-Mais-Delicadin
Trepadeira
Trepanzeira
Trevo
Triângulo
Triângulo da Bermuda
Triângulo do Prazer
Triângulo Escaleno
Triângulo Mineiro
Triângulos Sem Bermudas
Trinca
Trincada
Trinca-Ferro
Trinca-Pau
Trincheira de Pau

Tripa-Gaitera
Triturador de Rola
Troca-Óleo
Trocinha
Trofeuzinho
Trololó
Truta
Tsc tsc!
Tsunami
Tuangarê
Tubaína Fudida
Tubaína Funada
Tubi
Tubo de Conexão
Tubo de Ensaio
Tudo de Bom
Tufinho
Tuia
Tuíte

Tulhufa
Tulipa
Tumultuada
Tumultuosa
Túnel de Veludo Cotelê
Túnel do Afogamento
Túnel do Amor
Túnel do Caralho
Túnel do Jegão
Túnel do Prazer
Túnel do Rossio
Túnel do Tempo
Tuxa (árabe)
Txacabum gostoso das cobras frenéticas de plasma
Txola
Txubankrians

U

Ubirajara
Ubuê
Ubuntu
Uga Uga
Úgara
Uh!
Uh-Tererê
Uiara
Ui-Ui
U-láiá
Ula-la

Ula-Ula
Uma
Uma-das-três
Umazinha
Úmida
Umedecida
Uminha
Underbeiço
Única
Unicorna
Unilateral

Untada
Upa
Urinosa
Urna
Ursa
Ursa Maior
Ursinho de Pelúcia
USB Frontal
Usurpadora
Uva de chupar
Uva Passa

V

Vadjaina
Vagabunda
Vagem
Vagem rosada
Vagenina
Vagilene
Vagina
Vaginácea
Vaginalda

Vaginaldo
Vaginão
Vagineia
Vagineuda
Vaginilda
Vaginilde
Vagininha
Vaginona
Vai-que-dá

Vai-que-é-tua!
Vai-vai
Vajoca
Vale da Aguinha
Vale do Eco
Vale Encantado
Vale Sagrado
Vale-Nada
Valeta

Valeta de Corrimento
Valetinha
Vale-Tudo
Valgina
Valiosa
Vamo-que-vamo
Vanderleia
Vandinha
Vangloriada
Vantajosa
Vão
Vão Pro Caralho
Varejeira
Vargina
Vascaína
Vasilhame
Vaso
Vá-Te-Catar
Vaticano de Pau
Vavá
Vectra
Veiudazinha
Vejo-você
Velcro
Velha Buceta Campeira
Velocímetro de Tesão
Vem Cá
Vem-Pro-Papai
Vem-Que-Eu-Tô-Querendo
Vem-vem
Venta
Vênus
Vera Cabeluda
Verdadeira
Verdana
Verdaniska
Vergonhas
Vermelhinha
Versátil (Veralice)
Verusca
Vesguinha
Vesúvio
Via de Regras
Viadinha
Viagem de Pica
Viagrinha
Viajadora
Vias de Feto
Viciada
Vicilda
Vida
Vida do Homem
Vida-Mia
Vida-Minha
Video In
Viela Funda
Vigilante
Vilma
Vilmara
Vira Casaca
Virgem
Virgem Se O Caralho for Fresco
Virgenzinha
Virgília
Virgina
Virginha
Virgínia
Visão-do-Inferno
Visão-do-Paraíso
Viscondinha
Viscosa
Viscosa de Mauá
Vitalícia
Vitaminada
Vitrine
Viúva Negra
Viva
Vivi
Vivi Agra
Vivi Fernandez
Vi-você
Vizinha do Cu
Volante
Volta-pra-cá
Vombarda
Vomita Pra Dentro
Vomitadora de Gozo
Vontade-de-Fazer
Voracenta
Vou-te-comer
Vovozinha
Voyage
Vulva

W

Waldimara
Wall Penis World
Wally (Onde Está o Wally?)
Wanderleia
Wanessa
Wendy
Willy (A Baleia)
Wilma
Wola
Wolf
Wolverina
Wow
Wuála
Wulvarine

X

Xabasca
Xabinha
Xaboita
Xalapuda
Xamanga
Xamangueta

Xamituscanosa
Xampola
Xamprisco
Xana
Xaná
Xana, A Princesa Pornô
Xanahana
Xanarreta
Xandanga
Xaneca
Xaneta
Xanete
Xanfra
Xaninha
Xanisguana
Xanivalda
Xanosa
Xanxan
Xapoca
Xapuleta
Xaranha
Xarapova
Xava
Xavanesca
Xavas
Xavasca
Xavascuda
Xavasken
Xaxá
XaXanis
X-Burguer
xDino
Xeba
Xebasca
Xebeca
Xebreca
Xeca
Xelinha
Xelu
Xemba
Xembrenha
Xena
Xenga
Xenha
Xenhém
Xenonhão
Xepresca
Xequeprana
Xequinha
Xereba
Xereca
Xerécla
Xerelete
Xerém
Xerenga
Xerereca
Xeroca
Xeronga
Xerósa
Xerosca
Xexeca
Xexela
Xexelenta
Xexelinha
Xexênia
Xexequinha do Meu Bem
Xexeta
Xiba
Xibanca
Xibiga
Xibio
Xibireca
Xibiu
Xibóca
Xiboquinha
Xicória
Xilindró
Xiloca
Ximbica
Ximbiu
Ximbrulha
Ximindanga
Ximpana
Xinforínfola
Xinguila
Xinim
Xinxas
Xiquirela
Xirana
Xiranha
Xiranhã
Xiri
Xirica
Xirimbinha
Xirimomelina
Xirinha
Xisa
Xispita
Xita
Xitombo (Do Dialeto Africano Shangana)
Xixi
Xixila
Xixim
Xixiroca
Xixiu
Xixóca
Xixola
Xixoquinha
Xoberosa
Xoboita
Xods
Xoiola
Xola
Xolinha
Xolofompila
Xolozinha
Xomba
Xombélia
Xonga
Xonguinolenta
Xopana
Xoroba
Xoroca
Xoronga
Xoronha
Xorosa
Xorota

CURIOSIDADES E COMENTÁRIOS SOBRE A VAGINA DA MULHER PESQUISADOS... **51**

Xota
Xotica
Xotinha
Xotuta
Xoxa
Xoxinha
Xoxita
Xoxoca
Xoxonha
Xoxota (infantil)
Xoxotinha
Xoxotoxota
X-Pimba

X-Salada
Xubidubidu
Xucruta
Xulanga
Xulapa
Xuleta
Xulipa
Xumbrega
Xunaninha
Xupica
Xupita
Xuranha
Xuranhã

Xureta
Xurita
Xurrumina
Xuruca
Xurume
Xurumela
Xurumila
Xúster
Xuxa
Xuxela
Xuxinha
Xuxoleta

Y

Yabadabadu
Yahoooooooooooo! (Já Entrei)
Yakisoba
Yakult
Ynu Come Rasha
Ynu Iasha

Yokan
Yombinha
Yoshi
Yoshimira
Yoshimitsu (senta em cima da espada)
Yoshimitsucu

Yô-Yô de gaveta
Yô-Yô de pimba
Yô-Yô de porra
Yô-Yô melada
Yô-Yô porta pinto
Yu-Gui-Oh!

Z

Zacabiba
Zebrinha
Zefa (ou Dona Zefa)
Zefinha
Zeladora da Casa do Caralho
Zeladoria de Caralho
Zenaide
Zenaita
Zenita Alcachofrada
Zequinha
Zeza

Zezinha
Zileide
Zoinho
Zoinho Cheiroso
Zoinho de Japonesa
Zoiu dela
Zoiúda
Zona do Agrião
Zoroastra
Zorra
Zuba
Zuceta

Zulmira
Zumba-na-caneca
Zumbi
Zumira
Zurena
Zutudimas
Zuzu-zoio
ZzZzZz de pica (os ZzZzZz indicam que alguém está dormindo)

FATOS CURIOSOS SOBRE A VAGINA

Concordo com Paulo Nobuo que escreveu dez (10) fatos curiosos sobre vagina em:

> "Cercada de mitos, mistérios e até mesmo tabus, a vagina chega a ser fascinante para homens e mulheres devido a sua grande complexidade. Conhecer melhor o próprio corpo faz com que a mulher entre em maior sintonia consigo mesma e com suas necessidades. Para os homens, saber detalhes sobre a anatomia feminina ainda pode ajudar a satisfazer de forma mais intensa a parceira. Confira dez (10) fatos curiosos sobre vagina que homens e mulheres deveriam conhecer:
> 1. Assim como a pele do seu rosto, que ganha rugas com o passar do tempo, a vagina também muda de aspecto com o avanço da idade.
> 2. O clitóris, responsável pela maioria dos orgasmos femininos, também varia de tamanho de mulher para a mulher e possui 8 mil terminações nervosas.
> 3. A vagina possui um mecanismo próprio de limpeza que dispensa produtos específicos para a região. Higienizar a área com água e sabonete neutro é o suficiente para mantê-la limpa e saudável.
> 4. Na fase adulta, a vagina tem entre 7 cm e 8 cm de comprimento quando está em repouso e chega até a 12 cm de comprimento e 3 cm de largura durante o sexo.
> 5. Cirurgias íntimas para diminuir o tamanho dos lábios genitais, como a feita por Geisy Arruda, começam a ser comuns, e a procura disparou nos últimos 5 anos.
> 6. O suor e a ventilação são essenciais para a saúde da vagina. Por isso, especialistas recomendam que as mulheres usem sempre calcinhas de algodão e, se possível, durma sem a peça.
> 7. Para evitar corrimentos, infecções e acúmulo de bactérias na região, o absorvente (tanto o interno quanto o externo) deve ser trocado sempre a cada quatro horas, no máximo.
> 8. Além de suar a camisa na academia, você pode considerar uma ginástica na região íntima. Chamada de pompoarismo, a técnica treina os músculos da vagina para garantir maior controle e satisfação durante relações sexuais.
> 9. Barulhos na vagina, como uma espécie de flatulência, durante

o ato sexual são normais e acontecem por ocorrer a entrada de ar na vagina durante movimentos do ato.
10. Depilar a região íntima não chega a ser proibido por médicos, mas evitar tirar os pelos de forma excessiva e realizar o procedimento de forma cuidadosa e em ambientes de extrema higiene são atos essenciais para evitar complicações".

COISAS QUE SEU GINECOLOGISTA NUNCA TE CONTOU
Também concordo com a Mariana Feitero, que escreveu *"Cinco coisas que seu ginecologista nunca te contou sobre a saúde da sua vagina"*:

1. Faça xixi antes do sexo – Você provavelmente já ouviu falar que urinar logo após o sexo é uma medida fundamental para evitar a infecção de urina, o que é verdade. No entanto, poucos sabem que fazer xixi antes do sexo também é importante para evitar problemas de saúde. Quando a bexiga está cheia, há mais espaço para as bactérias se proliferarem.
2. Use um absorvente diário durante o exercício físico – Calças legging facilitam o abafamento da região íntima, que causa a proliferação de bactérias e fungos. Some isso ao suor produzido durante a atividade física e você tem o ambiente perfeito para infecções. Se você não for tomar banho imediatamente após a academia, é melhor usar um absorvente diário durante o treino para absorver a umidade e descartá-lo logo após o exercício. Isso evita que a região fique úmida por muito tempo.
3. A pílula pode causar ressecamento da vagina – Se você percebeu uma baixa lubrificação depois que começou a usar o método contraceptivo, saiba que isso não é decorrente da falta de desejo. Muitas mulheres observam ressecamento vaginal e perda de libido com o uso da pílula anticoncepcional, sendo necessário usar um produto lubrificante durante o sexo para evitar traumas.
4. Exercícios pélvicos são importantes para a sua saúde – A incontinência urinária atinge cerca de 30% das mulheres. Uma das formas mais eficazes de evitar ou mesmo combater o problema é fazendo movimentos que fortalecem o assoalho pélvico, como pompoarismo ou exercícios de Kegel. Eles deixam a musculatura tonificada e ainda melhoram o prazer.

> 5. *Diabetes pode dificultar o orgasmo* – *A doença pode causar redução de sensibilidade no clitóris, dificuldade na transmissão de estímulos nervosos, menor irrigação na região e perda de lubrificação natural".*

Também dá um conselho, que considero muito pertinente: "Algumas situações ligadas à vida sexual precisam ser contadas ao ginecologista para garantir que ele faça os exames necessários e cuide adequadamente da saúde da mulher".

COISAS QUE TODA MULHER DEVE CONTAR AO SEU GINECOLOGISTA

Alyssa Dweck, em entrevista à revista norte-americana "Women's Health", lista 10 itens, com que concordo, que toda mulher deve contar ao seu ginecologista, a saber:

> 1. *"Sexo sem camisinha:* É muito importante usar preservativo em todas as relações sexuais. Contudo, se alguma vez a mulher fez sexo de maneira desprotegida, é importante comunicar o médico disso. Algumas infecções sexualmente transmissíveis (ISTs) são silenciosas e podem não apresentar sintomas por anos.
> 2. *Orgasmo:* Mulheres que não chegam ao orgasmo devem compartilhar isso com o ginecologista para que ele ajude a investigar as causas do problema.
> 3. *Sangramento:* Mulheres que sangram frequentemente depois da relação sexual também precisam contar isso aos seus ginecologistas, pois problemas no colo do útero e infecções podem resultar em sangramentos recorrentes depois do sexo.
> 4. *Ciclo menstrual irregular:* Desequilíbrios hormonais, infecções e cistos podem causar alterações no ciclo menstrual. Por isso é importante conversar com o ginecologista sobre mudanças no período menstrual, seja em datas ou sobre as características do fluxo.
> 5. *Dor:* Sentir dor durante o sexo não é algo natural e precisa ser relatado ao ginecologista. O problema pode ter várias causas, que serão tratadas com a ajuda do especialista.
> 6. *Abuso:* Tema delicado, o abuso sexual também está na lista de itens que devem ser contados ao ginecologista. Com essa informação, o especialista poderá dar à mulher toda a assistência necessária para garantir que tudo esteja bem com seu corpo.

7. *Cheiro ruim:* Cheiro ruim na região genital geralmente traduz uma infecção ou desequilíbrio do pH, que precisa ser tratado com ajuda do ginecologista. Alterações no odor ou surgimento de corrimento suspeito precisam ser de conhecimento do médico.

8. *Fertilidade:* As mulheres que pensam em engravidar em um futuro, mesmo que ele não seja tão próximo, devem conversar sobre isso com seu ginecologista. Além de indicar hábitos que não prejudiquem a fertilidade, o especialista pode pedir exames e indicar tratamentos específicos para esse fim.

9. *Substâncias:* O uso de suplementos, medicamentos e até mesmo de drogas, ilícitas ou não, deve ser compartilhado com o médico, pois algumas substâncias causam alterações no corpo feminino, principalmente durante a gestação.

10. *Número de parceiros:* É uma informação íntima, mas que deve ser compartilhada com seu médico, principalmente se a vida sexual estiver agitada. Mesmo que ele não pergunte, é importante contar ao ginecologista quantos parceiros a mulher teve ou mantém recentemente. Isso ajuda o médico a direcionar melhor o atendimento.

BIBLIOGRAFIA

Deslistas (site da internet). Nomes populares para a vagina. Disponível em: http://desciclopedia.org/wiki/Deslistas:Nomes_populares_para_a_vagina

Vix (site da internet). Dez fatos curiosos sobre a vagina. Disponível em: www.vix.com/pt/bdm/saude/10-fatos-curiosos-sobre-vagina-que-homens-e-mulheres-deveriam-conhecer

Vix (site da internet). Cinco coisas que seu ginecologista nunca te contou. Disponível em: Www.vix.com/pt/bdm/saude/5-coisas-que-seu-ginecologista-nunca-te-contou-sobrea-saude-da-sua-vagina

DISCUSSÃO E PERGUNTAS COM RESPOSTAS, SOBRE A VAGINA DA MULHER, PESQUISADAS NA INTERNET E COMENTÁRIOS DO AUTOR

CAPÍTULO 5

Encontram-se, na internet, comentários gerais, sem identificação, que mostram o desconhecimento sobre a vagina e que pode ter consequências para a saúde da mulher.

> 1. *"Se a vagina dela era pequena não é problema dela, cada panela com a sua tampa. Se existem várias panelas, tamanhos, qualidades, função e suas tampas proporcionais. Sexo existe vários tipos, gostos, modo, posições".*

- **Comentário do autor**: Se a mulher se conhecer pode orientar o parceiro para uma penetração não traumática, sempre deve comunicar se tem dor ou desconforto e fazer sexo do melhor jeito que dá prazer sem traumatizar.

> 2. *"Se a vagina mede 12 centímetros, um pênis de 20 cm pode entrar no útero da mulher? Por favor, me responda".*

- **Comentário do autor**: Nenhum pênis nunca vai entrar no útero de uma mulher, pois o colo do útero é fechado e só se dilata na hora do parto, contudo o pênis toca o colo do útero, que está no fundo da vagina, e o empurra para cima e/ou para o lado, dependendo em que eixo ele penetrou na bacia. Por sua vez, a vagina pode ter uma distensão máxima de 16 centímetros, que é variável de 10 a 16 cm, por isso todo homem com pênis maior do que 16 cm sempre causará distensão dos ligamentos uterovaginais e, portanto, deve penetrar o tanto que a parceira suporta com prazer, o que pode ser somente 10 centímetros.

> 3. *"Ela tem uma vagina muito grande, e o meu pau é maior ainda, e mesmo assim ela reclamava".*

- **Comentário do autor**: Cada vagina tem uma capacidade de distensão, flexibilidade, por isso ela sempre é curta relativa; neste caso, para este pênis ela é curta, pois o pênis ultrapassa o seu limite de flexibilidade.

> 4. *"Faz a mulher te desejar muito e faz sexo no escurinho, com carinho, enfia aos pouquinhos, o que entrar é lucro e não soca, seja romântico".*

- **Comentário do autor**: Recado sábio, de quem é bom amante.

> 5. *"Empurra até sair na goela".*

- **Comentário do autor**: Infelizmente, há muita ignorância; apelando para Jesus Cristo: "Pai, perdoai porque não sabem o que fazem", porém quem pensa e age assim deve ser indiciado no Art. 129 do código penal. Ofender a integridade corporal ou a saúde de outrem: *Pena – detenção, de três meses a um ano.*

> 6. *"Cada um com seu cada um... nem todas pensam como você, o tamanho não é importante para todas nós e nem todas as bucetas se dilatam. Pode ser que com você seja assim, mas infelizmente não é assim com todas".*

- **Comentário do autor**: Corretíssimo. A vagina tem limite de distensão que é variável de mulher a mulher, porém com máxima distensão de 16 centímetros.

7. *"A vagina é um órgão elástico que se adapta muito bem às dimensões do membro de seu "parceiro", nenhum tipo de relação sexual pode "afrouxar" uma vagina, independente de quem seja seu parceiro. No entanto, somente um parto normal pode deformar a musculatura de uma vagina, deixando as paredes mais flácidas. Existem tratamentos para isso, como exercícios de pompoarismo, contraturas sistêmicas, que é um método natural e acredito que bem eficaz, além de métodos conhecidos, como a intervenção cirúrgica perineal. A Vida a dois é muito mais linda quando existe cumplicidade na resolução de quaisquer problemas ou situações que advenham da mutualidade da relação. Use os exercícios. Faz bem para ambos".*

- **Comentário do autor**: Lembrando que a vagina tem limite de distensão que é variável de mulher a mulher, porém com máxima distensão de 16 centímetros.

8. *"A vagina da mulher é (sensível) somente nos 3 cm da entrada, cheia de terminais nervosos que proporcionam o prazer. A mulher sente nos três primeiros centímetros."*

- **Comentário do autor**: Toda a vagina é sensível; no terço anterior tem mais sensibilidade. O ponto G, que já teve muita discussão e polêmica, foi relacionado com o terço anterior, contudo nunca foi cientificamente comprovado, e por isso dizem que a mulher tem dois pontos G, um em cada orelha, que recebe a fala de carinho e amor.

9. *"Vi na internet que a vagina da mulher tem em média de 8 a 10 cm, e meu pênis entra todo na vagina da minha noiva, então pensei: Será que ele tem entre 8 e 10 cm? Daí eu fiz um carinho nela com uma banana da terra que era um pouco maior que o meu pênis, e a banana entrou toda, então eu não sei se minha noiva tem a vagina comprida demais ou o meu pênis que é pequeno demais".*

- **Comentário do autor**: Cada vagina tem uma capacidade de distensão, flexibilidade, por isso ela sempre é curta relativamente; no seu caso, tudo indica que há grande compatibilidade de seu pênis com a vagina. Se você estiver no padrão normal do brasileiro, seu pênis deve medir 14 cm mais ou menos, e a vagina da sua noiva deve medir 13 centímetros mais ou menos 02 cm. Assim, seu pênis não é pequeno demais, nem a vagina dela é grande demais. Curta o sexo sem se preocupar com o tamanho. O tamanho só importa quando traumatiza e aí precisa ter cuidado.

10. *"Deixe-a ficar por cima, assim a mulher controla a profundidade e intensidade da trepada".*

- **Comentário do autor**: Recado sábio de quem é bom amante.

11. *"Não tem essa de pinto grande. Sua vagina tem uma musculatura elástica e pode se adaptar a qualquer tamanho e grossura. Ou você acha que somente na hora do parto é que a vagina se transforma e tem elasticidade? Não. Fique tranquila e deixe que depois de umas tentativas tudo vai dar certo".*

- **Comentário do autor**: Tudo errado, A vagina tem limite de distensão que é variável de mulher a mulher, porém com máxima distensão de 16 centímetros. Todo pênis com 16 centímetros ou mais pode traumatizar os ligamentos do fundo vaginal, para isso, o homem deve, devagar, perceber o máximo que pode penetrar em uma mulher, sem causar dano: pode ser de 8 a 16 centímetros. Na hora do parto, a vagina tem a mesma propriedade de uma fruta madura, está amolecida e se distende, somente nos eixos laterais, seu limite é a parede óssea da bacia, por isso comparar a vagina da grávida à não grávida não tem respaldo.

> 12. *"Os homens se preocupam com o tamanho do canal vaginal das mulheres assim como elas se preocupam com o contrário "Mulheres, e até os homens, se preocupam com o tamanho do membro sexual masculino na hora de se relacionar, agora eu quero saber se os homens também se preocupam com o tamanho do canal vaginal feminino, faz alguma diferença? Qual é a preferência? Reparem que não estou perguntando sobre a espessura, de ser apertadinho, isso já sabido que vocês preferem; quero saber o comprimento, a profundidade. É melhor rasinha ou funda?" " Boa tarde, Apaixonada".*

- **Comentário do autor**: O homem é focado no orgasmo, independe da vagina ser rasa ou funda, o que homem não pode é sair do ato sexual sem orgasmo. Lembrando que a vagina tem limite de distensão que é variável de mulher a mulher, porém com máxima distensão de 16 centímetros. A maioria dos homens desconhece a capacidade de distensão da vagina e acredita que se a mulher "geme" na hora da relação é porque está gostando e assim tende a enfiar o pênis mais e mais e não sabe que muitas vezes está causando dano.

> 13. *"Eu me preocupo com o tamanho, se for rasinha posso machucar minha parceira, pois a minha cabecinha vai ficar tocando o colo do útero dela e realmente dói bastante, já fiz amor com mulheres "rasinhas" e elas me falaram, portanto prefiro as mais "fundinhas".*

- **Comentário do autor**: Está de parabéns. Tem a preocupação em não machucar a companheira; contudo a preferência pela profundidade é relativa, uma vez que todo homem pode controlar o quanto penetra em uma vagina, pois o objetivo final é ter orgasmo.

No *site* Diário Gaúcho, encontramos as perguntas com respostas das psicólogas Lúcia Pesca e Andréa Philbert Alves.

> 1. *"Namoro há anos, e minha parceira sempre tem uma dor na hora da penetração. Após fazer a penetração precisamos esperar um pouquinho para passar a dor, depois não dói mais. O que pode ser?"*

- **Psicólogas**: *"A dor na penetração pode estar associada a várias alternativas. A primeira deve ser descartada com uma avaliação do ginecologista, após isso vamos ver se vocês estão investindo nas preliminares antes da penetração. A mulher precisa estar bem excitada, lubrificada e de preferência ter gozado no sexo oral ou na masturbação antes do homem penetrá-la. Se ela tem dificuldades e dor na hora da penetração mesmo assim você precisa utilizar um lubrificante à base de água para auxiliá-lo e inicialmente introduzir seus dedos lentamente para depois tentar o pênis. Se com tudo isso persistir o problema sugerimos que vocês procurem uma Terapeuta Sexual. Tentem e qualquer coisa voltem a nos questionar. Boa sorte".*

- **Comentário do autor**: Concordo plenamente, acrescento que a causa está no introito vaginal e um bom exame ginecológico deve ser feito. Precisa descartar vaginismo, que veremos em outro capítulo.

> 2. "Quando eu tenho relações sexuais e depois quando eu vou ao banheiro sinto que arde um pouco na hora de fazer xixi, isso é normal? É normal que a vagina fique um pouco dolorida uns dois dias depois?"

- **Psicólogas**: "Algumas alternativas para você pensar sobre seu desconforto após o sexo: Quando uma mulher fica muito tempo sem sexo e o faz de forma mais intensa isto pode acontecer, mas não com sexo frequente; certos medicamentos, incluindo pílulas anticoncepcionais, podem causar secura vaginal; quem sabe prolongar as preliminares até que você esteja bem lubrificado e usar lubrificante para aliviar o atrito durante a penetração? Certos produtos pessoais, como spray feminino ou duchas, podem também causar a sensação de queimação também é possível, embora não muito provável, que a ejaculação de seu namorado está irritando a mucosa de sua vagina. Para testar use camisinha nas próximas relações e veja se a dor para. Se nenhuma das sugestões acima funcionar procure seu ginecologista".

- **Comentário do autor**: Perfeito, está havendo um atrito maior que irrita a mucosa vaginal. É possível que haja uma incompatibilidade de tamanho com o pênis distendendo o máximo da capacidade de flexibilidade da vagina. Seria interessante manter relação com penetração parcial do pênis e verificar se este problema resolve ou persiste.

> 3. "Olá, leio a coluna de vocês todos os dias e acho muito interessante. Esses dias eu e meu namorado estávamos fazendo sexo e de repente começou a sangrar minha vagina, fui correndo ao banheiro e percebi que havia uma pele pendurada e estou desesperada, pois não sei o que é, e meus pais não podem saber que tenho relação sexual com meu namorado, pois me acham muito nova para isso. Ajudem-me!"

- **Psicólogas:** "Querida, a melhor e mais segura maneira de você saber o que tem é procurar um ginecologista. Você pode estar com algum probleminha que o médico poderá avaliar e indicar o tratamento adequado."

- **Comentário do autor**: Perfeito, provavelmente a "pele pendurada" é resquício do seu hímen e o ginecologista vai detectar.

> 4. "Eu tenho uma dúvida referente à lubrificação que a vagina libera quando excitada. Às vezes, dependendo da forma que meu namorado me beija ou me abraça, sai este líquido, gostaria de saber se é normal e se tem como controlar??? Obrigada".

- **Psicólogas:** "Este líquido é lubrificação e a expressão da sua excitação e entusiasmos pelos carinhos recebidos. "Controlar"?!?!??? Isso é incomodo para você. És privilegiada e queres acabar com essa virtude? Isto mostra o como e quanto tens facilidade para ter libido, te excitar, lubrificar, se entregar aos prazeres sexuais. Agora controlar isso, cara amiga, só não se entregando e enrijecendo. Será que vale a pena?"

- **Comentário do autor**: Perfeito, concordo cem por cento.

  > 5. "Olá, a minha namorada, quando eu vou penetrar, não sinto apertar muito e quando ela fica de quatro, que é a pose que ela mais gosta para ter orgasmo, não sinto muito a parede vaginal, será que isso decorre da mulher que já teve uma vida sexual muito ativa e ela ficou "um pouco dilatada" ou é verdade que, quando está muito excitada, a vagina se dilata? Ela tem 30 anos, nenhum filho e adora o meu pênis e diz que o tamanho está ótimo pra ela e que não acha ele pequeno, o carinha mede 12 cm, só aguardo a resposta! agradeço pela atenção!".

- **Psicólogas:** "Essa dúvida é da maioria dos homens que transam com mulheres que têm os músculos da vagina mais flácidos. A vagina é cheia de músculos, e eles podem ficar muito soltos, se a mulher não é o tipo de pessoa que faz muito exercício físico. O sexo não é a única maneira de eles se exercitarem, são poucas mulheres que cuidam de ter uma vagina apertada com bom controle muscular. As mulheres modernas de hoje estão começando a cuidar mais disso com movimentos básicos, como de cócoras e de joelhos. A vagina da mulher não muda permanentemente por causa de atividades sexuais penetrantes. Quando as mulheres estão excitadas o canal da vagina fica lubrificado, relaxa, e o colo do útero é empurrado para cima para criar mais espaço. Isso não indica que ela teve uma vida sexual intensa. A forma da vagina é diferente em cada uma das mulheres em razão de tipos anatômicos diferentes. A profundidade da vagina tem uma média de 12 cm e não muda em função da sua vida sexual. Se ela é "apertada", isso também pode estar indicando que ela não está totalmente excitada ou pronta para a penetração. Exercitar a vagina com os exercícios de contrações vaginais pode ajudar a estimular e treinar as paredes da vagina e também melhora o prazer do sexo durante a relação".

- **Comentário do autor:** Perfeito, quando o interlocutor diz "não sinto muito a parede vaginal" indica que sua parceira, realmente, se excita muito e atinge o orgasmo; as mulheres que gritam e aparentam ter orgasmo com linguagem sonora, mas apresentam-se apertadas, com o pênis tendo toda a sensação da vagina, com grande probabilidade estão fingindo o orgasmo.

  > 6. "Na minha primeira relação sexual doeu e sangrou durante alguns dias. Quando o meu namorado me masturba ainda sangra, isso é normal?"

- **Psicólogas:** "Não deveria estar mais sangrando a não ser que você tenha um hímen complacente ou você não esteja se lubrificando e no toque pode com a fricção estar fazendo alguma fissura. Seria interessante inicialmente usarem um gel lubrificante para ver se mesmo assim continua sangrando, caso contrário buscar um ginecologista."

- **Comentário do autor:** Sem saber quando foi sua primeira relação, fica difícil deduzir se ainda é consequente de área cruenta do hímen. É possível que a causa deste sangramento seja mesmo uma área de erosão na carúncula himenal. Fique duas semanas sem penetração e sem masturbação vaginal; caso, no retorno das atividades sexuais, volte a sangrar, procure seu ginecologista.

> 7. "O que acontece quando você transa com uma mulher menstruada e sem camisinha?"

- **Psicólogas:** "Exatamente o mesmo de quando você transa com uma mulher não menstruada e sem camisinha, ou seja, se você não tem intimidade com esta mulher e resolveu não usar preservativo está correndo riscos de contrair qualquer doença sexualmente transmissível. A única vantagem é que não corre o risco de engravidar, mas acho que não vale a pena testar."

- **Comentário do autor**: Lembrar que o risco de contrair infecções sexualmente transmissíveis é maior para a mulher, por isso, embora não tenha problema transar durante a menstruação, é sempre recomendado o uso de preservativos.

> 8. "Olá, quando meu namorado e eu transamos, depois, para eu urinar é difícil ou tenho que esperar algumas horas, pois, a minha urina arde bastante ficando com um cheiro estranho e teve uma vez que sangrou e não era menstruação. O que é isso e o que devo fazer?"

- **Psicólogas:** "Algumas mulheres após a relação sexual podem desenvolver problemas urológicos. Se isto acontece com frequência você deve conversar com seu ginecologista para fazer um tratamento preventivo para infecção urinária. O que não pode é você associar a relação sexual à dor e desprazer, porque, senão, isso fará com que vocês se afastem. Sexo é prazer".

- **Comentário do autor:** Também, é muito importante que antes da relação você urine e já beba muito líquido, para sempre urinar após a relação. Você nunca deve ficar mais de 30 minutos, sem urinar, após uma relação sexual.

> 9. *"Sinto ar na minha vagina durante e após a transa. O que fazer? Isso é normal?"*

- **Psicólogas:** *"Esses barulhos acontecem pelo acúmulo de ar na vagina. Dependendo da posição há uma entrada maior de ar e quando ocorre a penetração acontece um barulho parecido com o "pum". Dependendo da velocidade e da pressão da penetração, o barulho produzido pode variar de intensidade. Apesar de os barulhos vaginais estarem diretamente ligados à posição sexual, algumas mulheres têm maior tendência a produzir os sons. Algumas posições durante a relação sexual favorecem a maior entrada de ar na vagina, então quanto mais "aberta" a vagina, as chances de fazer barulho são maiores. Alguns "malabarismos" podem facilitar esses barulhos. Posições em que o casal fica mais distante, em que o pênis tem grandes chances de sair por completo da vagina, como a posição de quatro e a mulher por cima do homem, são as mais propícias a produzir os barulhos".*

- **Comentário do autor:** Perfeito, contudo, é um bom sinal de que você está tendo orgasmo. Mulheres que não têm orgasmo, raramente, produzem som vaginal, durante a relação; você não deve se preocupar e pelo contrário, deve ficar feliz e tome cuidado com profissionais, que vão dizer que você está "larga" e querem lhe propor uma cirurgia de correção perineal.

> 10. *"Namoro há quase 10 meses e fiz sexo pela 1ª vez com minha namorada, mas ela não era mais virgem eu acho né?! porque ela fez tudo normal e parecia ter experiência. Apenas sentiu dores no começo e depois foi tudo bem. A camisinha estourou e eu não cheguei a ejacular pois transamos bem pouco, por pouco tempo mesmo, e não quis mais continuar sem camisinha. Quando foi depois ela me disse que a calcinha estava melada de sangue. O que aconteceu? E será que tem perigo de gravidez"?*

- **Psicólogas:** *"Bem, o fato de ela ter feito tudo normal **não** quer dizer que ela já tenha transado antes! Basta estar bem informada! Além do mais tem a questão instintiva e tudo que nestes dez meses vocês foram descobrindo juntos. Que bom que você não quis continuar sem camisinha, pois o risco de gravidez aí seria grande. Como vocês pararam logo e tu não ejaculaste, o risco é pequeno. O sangue na calcinha dela provavelmente pode ter sido do rompimento do hímen. O melhor é sua namorada consultar um ginecologista para ver o melhor método contraceptivo para ela".*

- **Comentário do autor:** Perfeito, sua namorada, sim, deve procurar um ginecologista, cuidar-se para não ter um filho indesejado e vocês dois cuidarem-se para não terem infecções genitais, mas sim aproveitarem o sexo como fonte de prazer.

No *site* de Margareth dos Reis, encontramos a pergunta:

> 11. *"Tenho a vagina profunda e nunca gozei. Só arrumo namorado de pênis pequeno. O que eu faço?*

- **Margareth:** *"Se você nunca teve um orgasmo (como mencionou nunca ter gozado), provavelmente é porque nunca se masturbou."* Então não descobriu e nem aprendeu nada ainda sobre as respostas do seu corpo às carícias e sobre as sensações prazerosas que se iniciam no clitóris, que é uma área bem enervada (assim como seios e mamilos), e se estendem à vagina levando ao clímax (gozo) sexual. O mais importante para o seu prazer sexual, então, depende de você! Ou seja, da sua cabeça e do seu estado emocional para se desenvolver para a vida sexual, sendo que o prazer compartilhado pode ficar melhor ainda quando existe afeto, química e atração de ambas as partes. Ao pensar que é o tamanho do pênis que vai levá-la ao gozo sexual você pode estar reduzindo muito as suas possibilidades de "chegar lá"! Sabe por quê? Tanto o órgão sexual feminino quanto o masculino variam de tamanho de uma pessoa para outra. A média de profundidade da vagina da mulher brasileira é de 12 centímetros, e o tamanho médio do pênis dos homens brasileiros é de 13 a 14 centímetros em estado ereto. A vagina é um canal elástico formado por músculos, sendo que a maior sensibilidade se encontra em seu primeiro terço, próximo à entrada, onde há maior concentração de nervos. Assim, está delineada para se adaptar a qualquer tamanho de pênis, e até permitir a passagem de um bebê durante o parto normal por causa de sua capacidade elástica. Desse modo, desejar um pênis maior ou menor pode ser apenas uma questão de preferência de ordem estética! Agora, um parceiro tem influência no prazer da mulher, não pelo tamanho do seu pênis, mas pelo tamanho da sua sensibilidade em estimulá-la suficiente e adequadamente nas preliminares. No entanto, o que determina de fato a experiência de prazer sexual é o seu conhecimento do próprio corpo e das regiões que mais respondem à excitação."

- **Comentário do autor**: A resposta está corretíssima, contudo a justificativa *"Assim, está delineada para se adaptar a qualquer tamanho de pênis, e até permitir a passagem de um bebê durante o parto normal por causa de sua capacidade elástica"* não explica o papel do tamanho do pênis, pois, a vagina nunca vai adaptar-se ao tamanho de qualquer pênis, pois a vagina tem limite de distensibilidade e permite passar um bebê, porque se vai embebendo de progesterona durante a gestação, o que a torna extremamente amolecida e fora da gestação não tem esta propriedade, além de que, no parto, a dilatação se dá em sentido transversal, tendo como limite a parede óssea da pelve e, no sentido longitudinal, não há ganho de tamanho em comprimento. Os profissionais precisam entender que a vagina tem limite de distensibilidade, e um pênis maior pode, em vez de proporcionar orgasmo, acarretar traumatismo vaginal.

BIBLIOGRAFIA

Pesca L, Laves AP. Falando de sexo. Diário Gaúcho (internet). Disponível em: http://diariogaucho.clicrbs.com.br/rs/pergunta/falando-de-sexo-233/10939.html.

Reis M. Dúvidas sobre sexo. Uol (internet). Disponível: http://www2.uol.com.br/vyaestelar/duvidassobresexo_vagina.htm

CONSIDERAÇÕES SOBRE O TAMANHO DA VAGINA DA MULHER

CAPÍTULO 6

As dimensões da vagina humana adulta são altamente variáveis de indivíduo para indivíduo, e não há uma forma específica, que caracteriza todas as vaginas. Além das variações da forma, a vagina de uma mulher pode variar, substancialmente, em tamanho, porque possui elasticidade e se expande, tanto em comprimento e largura, durante a excitação sexual, na relação sexual e durante o parto, porém tem limites, na sua elasticidade, dependendo da embebição tecidual, de fibroblastos, colágeno e níveis de estrogênios.

Embora as dimensões da vagina humana não tenham sido objeto de intensa investigação, com a mesma proporção, que a investigação, sobre o tamanho do pênis humano, vários estudos têm sido feitos das dimensões da vagina humana.

Nos anos 1960, os cientistas, Masters e Johnson, desenvolveram um estudo que envolveu 100 mulheres. Analisando-as, eles descobriram que o tamanho da vagina varia, entre 6,985 a 8,255 cm, nas mulheres, que nunca estiveram grávidas e que não eram sexualmente estimuladas, e aumentava, até 2 cm, nas que já tiveram filhos. Eles observaram que quando sexualmente excitada, a vagina é capaz de se expandir para 10,795 a 12,065 cm.

A explicação é que ela possui paredes musculares, que a tornam um órgão elástico. Quando não está estimulada, os músculos ficam contraídos. Quando está grávida, elas conseguem se expandir o suficiente para permitir, até mesmo, que um bebê consiga nascer através dela. Da mesma forma, o avanço da idade ou o desuso são capazes de fazer a vagina atrofiar ou até mesmo encolher. Para esses casos, os médicos costumam prescrever dilatadores, que, suavemente, esticam os tecidos vaginais e auxiliam a restaurar a saúde da área, bem como aplicação de sessões de tratamento a *laser*.

No *site* Muito Interessante, de Erick Krominski, há um questionamento interessante: As vaginas têm um tamanho padrão?

No *site* a resposta é que vaginas, assim como pênis e qualquer outra parte do corpo, variam muito de pessoa para pessoa. Quando relaxada, uma vagina varia de 5 a 8 cm de profundidade (da vulva até o colo do útero). Quando excitada, se expande até alcançar de 10 a 15 cm. Quanto ao diâmetro, pode se expandir 10 vezes de seu tamanho em repouso. Isso é um artifício do corpo da mulher para receber diversos tipos de pênis e facilitar a passagem do feto. Em outro, M de Mulher, lê-se que: *"Ela tem a medida exata. Pense em um tablete do chocolate Prestígio. Pois esse é o tamanho médio da vagina, com cerca de 8 centímetros (da vulva ao colo do útero). E quando você fica excitada, ela aumenta para 10 ou 15 centímetros. E ainda: o diâmetro pode crescer dez vezes mais. Toda essa elasticidade é uma sábia artimanha da natureza para "abraçar" pênis de diferentes tamanhos e facilitar a saída do bebê no parto normal"*.

- **Comentário do autor:** Os dados apresentados estão corretos, embora com explicação adversa, pois não se podem misturar as condições teciduais da vagina durante a gestação e parto, do mesmo modo que não se pode dizer que uma fruta madura tem a mesma consistência de uma fruta verde. A vagina da grávida está totalmente embebida e flexível e sofre dilatação, mesmo assim pode sofrer traumatismo por sobredistensão, e fora da gestação, os tecidos vaginais têm consistência totalmente diferente, porém com condição de se expandir dentro dos limites de sua flexibilidade. O que precisa ser entendido é que cada vagina tem uma flexibilidade própria, e nem todas aumentam para 10 ou 16 cm. Em trabalho realizado na universidade, constatamos que 60% aumentam de 3 a 6 cm, menos de 10% aumentam mais de 6 cm, com flexibilidade máxima de 8 cm, e em torno de 30% aumentam menos de 3 cm.

Os estudos publicados em revistas médicas não levam em consideração a flexibilidade da vagina, pois os relatos das medidas vaginais foram obtidos a partir do exame de cadáveres; pelo exame ginecológico, usando um espéculo vaginal obtendo dimensões não distendidas da vagina de mulheres em idade reprodutiva, e, com histerômetro para medir a profundidade, por ressonância magnética (RM) para definir a linha de base e pela introdução de produtos químicos que alteram a forma do canal vaginal.

Um estudo de 1996, por Pendergrass *et al.*, intitulado: *"A forma e as dimensões da vagina humana vistas em modelos tridimensionais de polissiloxano de vinil"*, encontrou moldes vaginais completos de 39 mulheres caucasianas, 13 nulíparas, uníparas e multíparas, que foram feitos usando material de impressão de vinil polissiloxano. Os comprimentos vaginais foram medidos com hastes de acrílico polidas inseridas pelos sujeitos, e os diâmetros dos introitos vaginais foram medidos com frascos cônicos de polipropileno. Foram encontradas formas paralelas, cônicas, de coração e lesmas. Os comprimentos variaram de 6,86 a 14,81 cm; as larguras variaram de 4,8 a 6,3 cm; os diâmetros dos introitos variaram de 2,39 a 6,45 cm.

Em outro estudo da mesma autora e colaboradores, intitulado *"Comparação de formas vaginais em mulheres afro-americanas, caucasianas e hispânicas, como vistas com fundição de vinil polissiloxano."* Foram obtidos moldes completos de vinil e polissiloxano da vagina de 23 mulheres afro-americanas, 39 caucasianas e 15 hispânicas, nas posições deitada, sentada e em pé. Uma nova forma, a semente de abóbora, foi encontrada em 40% das mulheres afro-americanas, mas não em caucasianas ou hispânicas. As análises das medidas dos moldes e do introito revelaram:

1. O comprimento da parede posterior é significativamente maior, o comprimento da parede anterior é significativamente menor, e a largura do canal vaginal é significativamente maior nos hispânicos do que nos outros dois grupos.
2. O introito caucasiano é significativamente maior que o das afro-americanas.

O primeiro e único trabalho publicado na literatura médica, que mediu a flexibilidade da vagina foi por nós publicado, e teve como principal objetivo determinar a flexibilidade vaginal, a fim de mostrar que há um limite para a elasticidade e, portanto, para a distensão da vagina, que pode sofrer traumatismo durante as relações sexuais, levando a uma síndrome médica que causa sofrimento e uma má qualidade de vida.

Um questionário sobre paridade, raça, número de parceiros sexuais, tempo de atividade sexual e frequência de relações sexuais foi aplicado a 120 mulheres de 18 a 50 anos. Foram medidas 104 vaginas que não apresentavam prolapso, e 16 que apresentaram. A flexibilidade das vaginas sem prolapso foi de cerca de 3 ± 2,5 cm, e a flexibilidade das vaginas com prolapso variou de 5,5 a 8,0 cm.

A medida média da vagina distendida pelo dispositivo foi de 13 ± 3 cm. A vagina distendida mais longa, sem prolapso, media 16 cm, e a menor, 10 cm. A vagina distendida mais longa com prolapso media 15,5 cm, e a menor 5,5 cm. O tamanho das vaginas não distendidas sem prolapso variou de 10 a 12 cm.

Novamente realizamos as medidas de 120 vaginas de mulheres submetidas à anestesia raquidiana para cirurgia ginecológica. A menor vagina medida pelo exame especular, portanto, sem distensão, foi de 5 cm, e com distensão foi de 10 cm. A maior sem distensão foi de 13,5 cm, e a maior com distensão de 16 cm. As vaginas apresentaram flexibilidade que variou de 0,5 cm a 8 cm, sendo que as com prolapso genital tiveram maior flexibilidade, nunca ocorrendo uma distensibilidade maior de 16 cm. Não houve diferença estatística nas medidas realizadas com ou sem anestesia.

As conclusões a que chegamos foram:

1. A maior distensão medida de uma vagina foi de 16 cm o que implica que pênis maiores de 16 cm, se penetrados completamente, acarretarão algum grau de traumatismo vaginal.
2. A menor vagina distendida mediu 10 cm, portanto, qualquer pênis que penetrar até 10 cm na vagina feminina não causará traumatismo.
3. Mulheres com queixa de dor pélvica, associada à dispareunia de profundidade, devem ser orientadas quanto a traumatismo no fundo vaginal ou presença de patologia ginecológica, bem como da Síndrome da Vagina Curta Relativa.
4. Os profissionais que atendem mulheres e casais necessitam entender este novo conceito da dispareunia de profundidade.

BIBLIOGRAFIA

Krominski E. As vaginas têm um tamanho padrão? Muito Interessante (internet). Disponível em: http://www.muitointeressante.com.br/pq/as-vaginas-tem-um-tamanho-padrao

M de Mulher. Amor e Sexo. Disponível em site http://mdemulher.abril.com.br/amor-sexo/reportagem/sexo-saude/manual-vagina-21-segredos-voce-precisa-saber-688111.shtml;

Matthes ACS, Zucca-Matthes AG. Description of a medical condition: the SVCR - Relative Short Vagina Syndrome. Revista Brasileira de Sexualidade Humana 2012;23:1.

CAPÍTULO 7

CONSIDERAÇÕES SOBRE O TAMANHO DO PÊNIS MASCULINO HUMANO VERIFICADAS NA INTERNET. COMENTÁRIOS SOBRE O PÊNIS HUMANO – CONHEÇA O SEU PASSARINHO

Entre muitos comentários encontrados na internet, destacamos os seguintes:

- "Olá Doutor. O meu problema reside no tamanho do meu pênis que tem cerca de 17 cm e que em termos de espessura, acho que está abaixo do que eu desejo. Será que isso pode influenciar na satisfação da minha esposa? Por outro lado, estou preocupado com o meu orgasmo. Geralmente, levo entre 7 a 9 minutos para atingi-lo. O que eu posso fazer para ter um orgasmo mais demorado?"

- "Cara, minha rola tem 27 cm... sou moreno pra negro... só consigo comer putas, pois menininhas... moças não aguentam. Só fica no oral e, quando ponho metade da minha rola. elas reclamam de dor... o foda que é grande e grosso... mesmo lambuzado de ky... faço oral antes, elas gozam só de se esfregar nela, mas quero penetração, foder forte mesmo ... o que faço não quero passar minha vida comendo putas, doutor, me ajuda!!!!! aguardo resposta."

- "Gente!!! não reclamem de seus instrumentos! Eles são que nem fechadura de porta, uma chave que serve para cada porta! Assim somos nós".

- "Segundo alguns, o tamanho do pênis só realmente importa na relação sexual, quando ele é extremamente desproporcional à vagina da mulher. Há depoimentos de homens que têm um pênis de 8 cm e conseguem ter uma vida sexual boa ... então não é um pênis necessariamente grande que vai dar mais prazer à mulher, mas sim, essencialmente, um bem duro já basta. Rs... Têm muitos homens vivendo infelizes com essa situação, mas que bom que isso tem solução com exercícios!!!"

- "Estou com uma garota de 31 anos há 2 meses e começamos ter relações sexuais somente agora e, simplesmente, não entra, ela se mostra bem excitada, mas tem muita dificuldade pra gozar com estímulos preliminares, masturbação e sexo oral, não sou nenhum jegue, tenho em média 18 cm e não é supergrosso, diria normal. Tem algo que podemos fazer pra melhorar isso?"
- "Passo pelo mesmo problema é um sofrimento para ambos. A quem pense que o problema está no cara e que se acha capaz de resolver porque é fodão rs."
- "Olá, tenho 25 anos e acho meu pênis pequeno. Minha noiva nunca reclamou nada comigo sobre essa questão de tamanho, eu também nunca perguntei nada a ela sobre o que ela achava, minha dúvida é: Quando nós transamos ela fica muito, muito molhada, e dá impressão que o meu pênis fica nadando. Se meu pênis fosse maior e mais grosso ele poderia se afogar? Eu nunca o medi, porque eu não sei como medir. Bem pessoal é isso, o que devo fazer? Procurar um médico para ele me explicar o por que dessa sensação de estar numa piscina olímpica enquanto transo?"
- "Calma rapazes, eu tenho um pau de 18 cm e transei com uma mulher de vagina pequena. No início só ia a metade dele, mas no final da noite já tava tudo dentro, o segredo é não forçar e foder o mais natural possível".
- "Toda bocetinha se dilata ao estar excitada. Tenho 23 anos, e meu marido 27. Ele tem um pau grosso e grande. É só ele roçar aquele membro duro na minha bocetinha que fico toda molhadinha. Portanto, não reclamem do tamanho do seu pênis. Quando mais másculo for MELHOR!!!!!!! "
- "Doutor, tenho 36 anos, desde minha idade de 14 anos, meu pênis tem 25 cm. Ele é muito grande, já aconteceu de tirar ele pra fora, e a mulherada sair correndo e não querer, e isso fica ruim pra mim, tem como diminuir ele pra 20 cm. Obrigado pela atenção..." doutor me ajuda!!!!!

Na coluna de Mayumi Sato no site Universa UOL, há uma discussão entre duas mulheres cujos nomes são fictícios sobre: Afinal, tamanho é documento? Duas mulheres falam sobre o que dá mais prazer...

> *"Não é novidade que vivemos numa sociedade que valoriza e concentra o prazer nos genitais. Eu, você, todo mundo já se pegou discutindo por aí sobre a importância do tamanho do pênis na hora do sexo. Mas, será que isso importa mesmo? O que faz a diferença? Apesar do clichê, tamanho pode importar sim, mas varia de pessoa para pessoa. Para explicar melhor o assunto, conversei com Jéssica*, mulher hétero, que prefere homens de*

pênis grande. E a Patrícia*, também hétero, que prefere pênis considerados pequenos ou na média...
Para contextualizar: o tamanho médio de um pênis considerado normal é de 13,12 cm. No Brasil, os homens (dizem que) estão acima da média com 15,7 cm. Vamos considerar, portanto, que qualquer pênis acima de 18 cm é grande. Bem grande, por sinal. Para Jéssica*, poucos homens estão acostumados a explorar o corpo da mulher na hora do sexo e concentram o prazer nos genitais, a tradicional interação entre pênis e vagina. Por conta disso, ela passou a se interessar por homens com o pau maior, já que grande parte das relações sempre é focada na penetração. Entretanto, diz que as melhores transas foram com homens de pênis pequeno que sabiam explorar outras áreas erógenas do corpo feminino. Portanto, vale reforçar: preliminares são importantes, mas não apenas lubrificar a vagina com saliva, hein?! Toques nos seios, beijos, pequenas mordidas e outras interações que exploram novas sensações. Sexo, como um conjunto de prazer, tira o foco do pênis e pode gerar resultados muito interessantes. Um dado curioso de uma pesquisa lançada, em 2013, numa publicação científica, chamada Proceedings of the National Academy of Sciences (PNAS), aponta que mulheres costumam achar mais atraentes homens altos e com pênis maiores. Será? Mas independente da preferência de cada mulher, explorar outras partes do corpo feminino é importante, assim como explorar outras formas de prazer para o corpo..."

Muitos estudos foram realizados, em consideração ao tamanho do pênis adulto, completamente ereto (medindo o dorso do pênis, da base até a extremidade da glande [cabeça do pênis], ponta. Os estudos que se basearam em medições dos próprios homens estudando seus pênis, incluindo as pesquisas de Internet, consistentemente relataram uma média mais alta do que aqueles que usaram pesquisadores para realizar as medições.

Uma revisão sistemática de 17 estudos mostrou que o pênis ereto mede, em média, 13,24 cm, com uma variação de + 1,89 cm. Uma pesquisa realizada, pelo TargetMap, indica o tamanho médio do pênis em centímetros e polegadas de homens de cada país. No Brasil, o tamanho médio é de 14,88 a 16,09 cm, nos EUA é de 11,67 a 14,87 e nos países com os maiores tamanhos de 16,10 a 17,93 cm.

Um estudo, publicado, em setembro de 1996, no *Journal of Urology*, concluiu que a média do pênis ereto era de 12,9 cm (5,08 polegadas) (medição realizada pelos pesquisadores); outro estudo, publicado, em dezembro de 2000, no *International Journal of Impotence Research*, demonstrou que a média do pênis ereto era de 13,6 cm (5,35 polegadas) (medição também realizada pelos pesquisadores).

A LifeStyles Condoms, em 2001, nas férias escolares em Cancun, México, realizou um estudo que encontrou uma média de 14,9 cm (5,9 polegadas) com um desvio-padrão de 2,1 cm (0,8 polegada) (medição realizada pelos pesquisadores); contudo, quando as medições são feitas pelos próprios sujeitos, como uma pesquisa de internet realizada no *site* Sizesurvey.com, a média encontrada foi de 16 cm (6,3 polegadas), concordando com outra pesquisa de internet realizada pelo *site* Jackinworld.com que apresentou uma média de 15,6 cm (6,1 polegadas).

De acordo com o terapeuta sexual, Louanne Cole Weston, PhD, em um artigo escrito, em maio de 2002, muitas ideias erradas se desenvolveram sobre a relação peniana-vaginal. Muitos homens consideram extremamente importante uma penetração vaginal profunda para estimular uma mulher ao orgasmo:

> *"A área mais sensível da vagina é a porção mais perto do lado externo do corpo feminino, que possui aproximadamente 10 centímetros de comprimento. Levando-se em consideração que o tamanho médio do pênis está acima deste comprimento, a maioria dos pênis é longa o suficiente para o estímulo sexual. Alguns autores afirmaram que um pênis menor que a média pode estimular melhor o ponto G, embora a existência real do ponto G seja contestada por muitos pesquisadores.*
> *Pênis longos podem causar danos ao colo do útero, como petéquias e pequenos hematomas. Não é infrequente o achado de petéquias na colposcopia. A maioria das mulheres (95%) acha isso muito desconfortável e doloroso. E todos os estudos comprovaram que o diâmetro mais grosso do pênis tem dado muito mais prazer às mulheres do que o longo".*

Como já vimos, no capítulo anterior, o que precisa ser entendido é: se cada vagina tem uma flexibilidade própria, e nem todas aumentam para 10 ou 16 cm; sendo que 60% aumentam de 3 a 6 cm, menos de 10% aumentam mais de 6 cm, com flexibilidade máxima de 8 cm e em torno de 30% aumentam menos de 3 cm.

"Durante a relação vaginal, a vagina aumenta seu comprimento rapidamente após a inserção inicial de cerca de 10 para 14 cm, mas as profundidades iniciais e finais variam de mulher para mulher ± 2,5 cm. Quando a mulher fica completamente excitada, a vagina se expande (seus $2/3$ finais expandem-se em comprimento e largura) ao passo que a cérvice se retrai, significando que, em certos ângulos de penetração, os pênis mais longos vão deslizar sobre ou sob a cérvice. Um pênis mais grosso pode proporcionar maior fricção contra os bulbos vestibulares, que estão localizados próximos e anteriormente dos dois lados da uretra".

O homem tem sim grande responsabilidade na saúde sexual da mulher, e por isso durante a penetração deveria descobrir o quanto pode penetrar na sua parceira sem traumatizá-la.

NOMES POPULARES PARA O PÊNIS

Também como curiosidade e descontração humorada, achei por bem incluir, neste capítulo, comentários diversos, sobre o pênis (passarinho), bem como outros nomes populares de como são falados. Na mídia, no Site de Curiosidades, encontramos múltiplos codinomes, que são dados ao pênis humano, como veremos a seguir:

A

Abxivisprolino	Alegria-das-meninas	Aparelho
Açoriano	Alexandre, o grande	Aproveitador
Acunhador	Alferes (ver soldado)	Aproveitador-de-
Atrasabosta	Alisa-que-cresce	buraco-aberto
Afroxasseta	Aloísio	"Aquilo"
Abjurana	Alto	Arame
Abre-alas	Amigo	Arma
Abridor de montanha	Amigão	Aramanho
Aço	Amiguinho	Arranca-cabaço
Aderaldo	Anaconda	Arromba-buceta
Afrouxa-pregas	Ajunta-pasto	Arroz
Alavanca-de-	Anjinho barroco	Adamastor júnior
arquimedes	Arma-pra-boquete	Apagador de fogo

B

Bacalhau	Badalo	Baita
Bacamarte	Badjanca	Balangandã
Bacural	Bage	Bambu
Badalhoco	Bagre	Banana

Bananada (pequeno e murcho)
Bandeira a meio pau (semiereto)
Baphomet
Barba-roxa
Barraca armada
Barrote
Basculho
Basilisco
Bastão
Bastelo
Bate-estaca
Bebezão
Bélão
Belarmindo
Benga
Bengala
Bengala mágica
Berbequim do amor
Berimbau
Berinjela homem berinjela.
Berrante
Besugo
Bibico
Bibiu
Bicho
Bichoca
Bicuda
Bidalo
Bigorna
Bigorrilho
Bigulau
Bilau
Biloca
Bilola
Bilola musculosa
Bilolanã
Bilolão
Bilunga
Bimba
Bimbola
Binga
Bingolim
Bingulino
Binho
Biroca
Birola
Bironha
Birote
Birro
Birunga
Biscoito
Bistronga
Bitoca
Bitoludo
Biula
Bizuzu
Blica
Bodelos
Bolete
Bom pra tudo
Bombeiro
Boneca
Boneco duro (ereto)
Borracha
Brachola
Braço do judas
Bráulio
Bregorgelo
Bregueço
Brejereba
Brinquedinho
Britadeira
Bronha
Broxa (flácido)
Bulemico

C
Chaparral
Caralho
Cabeça-de-baixo
Cabeça-de-frade
Cabeça-de-tomate
Cabeça-lisa
Cabeça-pelada
Cabeção
Cabeço
Cabeçote
Cabeçudo
Cabo-de-caçarola
Cabo-de-relho
Cabo USB
Caceta
Cacete
Cacete de agulha
Cacete-homem
Cacilda
Cachorro quente
Caibro
Cajado
Cajó
Calabresa
Calador
Cala de boca cheia
Calcete
Calháu
Cambange
Cambão
Camelo cuspidor
Cana
Canguru
Canhangulo
Canhão
Canivete
Canudo
Canudinho de itu
Caolho
Capãno
Carabina
Caralho

Caralhão
Careca
Careca baleado
Carequinha
Carimbo
Carlinhos Brown
Carne quente
Carnegão
Carulho
Catatau
Cátis
Catoco
Catrovasca
Catrino
Catso
Cavalo power
Cavalão
Cava cova
Cava túnel
Cazzo
Cebolinha
Ceguim
Charlie
Chá-de-besta
Chá-de-homem
Chá de minhápica
Chamboco
Chapeleta
Chapuleta
Charola
Charuto
Charuto de nervo
Chave-de-mulher

Chave para o paraíso
Chechoca
Cheio-de-veia
Chibata
Chibanca
Chicote-de-barriga
Chinês caolho
Chonga
Choriço
Chorumela
Chouriça
Chouriço
Choronga
Chuck norris
Chulapa
Chumarra
Chupa-chupa
Chupeta
Chupica
Ciclope
Cilindro
Cissão
Cigarro
Cipa
Cipó
Cipó cabeludo
Circo armado (ereto)
Clarineta
Clarinete-de-capa
Cobra
Cobra cuspideira
Cobra de calça
Cobra de um olho só

Cobra da cabeça furada
Cobra zuiuda
Cobra zarolha
Cobra albina caolha
Coca-cola de dois litros (grande e de negro)
Coisa
Coisinha
Coluna-do-meio
Come-cu
Come-buceta
Come-perereca
Come-xereca
Consolo
Carente
Consolo-de-mulher
Cokinho (lc)
Cabo-de-vassoura
Cana
Caralho grande e grosso
Corpo
Cremoso
Crescedor de barriga
Criterioso
Croquete
Comprido
Curió
Cipó maijão
Cuspidor
Cata-canto
Capitão (ver soldado)
Entra la na cdg no facebook

D

Djorge
Djeba
Daia
Dardo
Dedé
Dedão sem unha
Dedo sem osso

Dengo
Dengoso
Derico sciotti
Derrubador
Derrubador de muro
Desentupidor

Descanso-de-carroça (grande)
Deslombada
Dezoito moles
Devora a tua mãe
Dick vigarista
Dings

Di gianni
Dito cujo
Dique de basalto
Documento
Documentos
Doido
Donga
Djonga

Doutor alisando cresce
Drops de carne
Drops paquera
Durango
Duval
Dúzito
Dênis
Djhow

Dj
Djaylito
Dj pinto
Django
Danoteli
Destelhado

E
Enforcado
Enfornar o robalo
Engate
Eurico Miranda
Entrepernas
Envernizado (duro)
Equipamento
Escravo do meu ovo
Espada
Espada-de-duas mãos
Espalha carne
Espião da casa do caralho

Espiga
Estaca
Estadulho
Estardante
Estopim
Estora caverna
Estrovenga
Estufador de cu
Embucetador
Embrulhador liquido
Emburacador
Empurra bufas
Empurra bosta

Empurra cabaço
Empurra carne
Empurra tarolo
Empurra tudo
Empurra-útero
Enrolado de salsicha
Enterrador
Entre fodas
Entrecampos
Entra e sai
Escavador
Escavador de túnel
Esperidião Amim

F
Fabricador de leitinho
Faísca à noite
Faca
Facho
Falo
Farfalho
Fartura
Fazedor de xixi
Fedegoso
Ferragem
Ferramenta

Ferramentas de trabalho
Ferrão
Ferro
Flauta
Freio de mão
Fudedor de buceta
Furasseta
Xurupita na pika
Foguentinho
Fósforo
Fumo

Fumo de rolo
Fura-bilhas
Fuso
Furadeira
Fura olho cego
Fuzil
Faz de conta
Fernando
Fittipaldi
Felipinho
Franklin Yuri

G
General
Gostosão
Gagau
Gaita

Gambé
Gândula
Gano
Ganso

Garota
Garota chorona
Garoto
Géa

Géba
Geringonça
Giromba
Godofredo
Godzilla
Gogo
Grand highblood

Gogolina
Golfinho
Gonzo
Grego
Guaviróva
Guerreiro de cabeça roxa

Gunga
Glugluglu
General (ver soldado)
Guiga (19)
Gudiro

H

H. Romeu pinto
Hambruge
Hadduken

Haste
Herege
Hintze ribeiro

Histeria coletiva
Hulk (fica enorme quando mexem com ele)

I

Inhame
Imbecil
Imigrante
Inchalá
Injeção de picalomicina

Intrometido
Instrumento
Instrumento de fazer neném
Instrumento de trabalho

Instrumentos
Invertebrado
Isca
Ivinho
pppppppppp

J

Jajão ou seja pila que não se vem
James
Jabara
Jacarandá
Jacinto cabeção
Jaburana
Jacó
Jaiminho, o carteiro
Jamanta (grande)
Jambra
Japonês caolho
Jaramaça
Jarambada
Jarbas
Jarolo

Jeba
Jegue (grande)
Jequitibá
Jera
Jereba
Jeffinho
Jhonny
Jiboia (grande)
Jiroba
Jiromba
Jiribaita
João
Joãozinho
Janúbia
João fedegoso
Jp "precoce" manso

Joaquim madrugada
Johnny d
Jomba
José zarolho
Jubileu
Judas
Julião Petrúcio
Jumelo
Júnior (Jr.)
Junim
Jurubeba
Jurumba
Juninho Poyer
Jesus Cristo

K

Kojak
Kibe

Kirojuba
Kratos

L

Lambari
Lambresta
Lendo vagina
Landrasca
Leonardo nunes dias (Jão)
Ligadão

Leite de coco
Linguiça
Lily
Leopoldo
Lola
Long-dong
Lalau

Lontra do Dede
Lontra que a Vi se amarra
Leitoso
Lucão

M

M. Bison
Magaiver (macgyver)
Malandro
Malha-vacas
Mandar o Bernardo às compras
Mandingo
Mandril
Mandruca
Mandureba
Mangalho
Mangotão
Macarumgumbé
Macete
Mamadeira de carne
Manduruva
Mamba negra
Manel da veia
Mandioca
Mangola
Mangote
Mangalho
Mangueira
Mangueira do mijo
Manjoba
Manjolo
Manjuba

Manjeba
Mantorras
Maragato
Maranhão
Marechal
Marola
Martelo
Martelo *power*
Marreta
Marzagão valente
Marzápio
Massaranduba
Mastodonte
Mastro
Mastrola
Mastruço
Mata jaburu
Megaman
Megazord
Mendes
Menina
Menina chorona
Menina salgadinha
Menino
Mel pal dansano
Mentor
Mesoproponha

Mestre
Metido
Meu membro
Microfone do Faustão
Microfone do Sílvio
Mijão
Mingão
Mingo
Minhoca
Monstro veiúdo da cabeça redonda lascada no meio
Morangão
Morsa
Mrmanson
Mucilon
Mulambo
Mulher
Mulher fiel
Murcilha
Mijolo
Major (ver soldado)
Manguaba
Manaíba
Major pennys
Maria veiúda

N

Napa
Nardo
Narso

Neca
Nervo
Neryal

Negoço
Neguinho
Nosso amigo

Naco	Naba (muito grande)	Nitrofurano

O
Ogro	Objeto alegre	Órgão penes
O olho que chora grosso	Ocarlos	

P
Um pikachu usando seu pikachu	Penislongo	Pincel
	Pepeu	Pingola
P.A. (pinto amigo)	Pepino cabeçudo	Pingolim
P.E. (pinto experiente)	Perigoso	Pingolo
P.G. (pinto grande)	Peru	Pinguelo
P.P.M.M. (pinto pequeno muito mole)	Pescoço de frango	Pínguido
	Pessegueiro	Pinta
Pai de todos	Petardo	Pinto
Palelo	Peyote	Pinto mágico
Palhaço	Piaba	Pipi
Palmitão	Pica	Pipico
Papa-cu de cabeça roxa	Piça	Pipinto
Papa-cu de cabeça vermelha	Pica berola	Pipiu
	Pica do nê	Piporoto
Papa-cu-rasteiro	Pica doce	Pirarucu
Para-te-empurra	Pica salgada	Piroca
Para-te-endoida	Picaralho	Pirocalhão
Para-te-parte em dois	Picasso	Pirocão
Para-te-rasga	Picha	Pífaro leiteiro (citado por *Paulo Francis*)
Parque de diversão	Picolé de alcatra	
Passaralho	Picolé de nervos	Pirogênea
Pássaro	Piçolim	Pirombeta
Passaroducusorium	Picorrucho	Pironga
Pau	Piçulim	Pirosquete
Pau-de-barraca	Picurrilho	Piru
Pau-de-sebo	*Pikachu*	Pirulito
Paul	*Pingas*	Pirulito salgado
Paul snake	Pila	Pirulola
Pé de mesa	Pila murcha	Pistola
Peia	Pila tesa	Pistolão
Peido do capeta	Pilão	Pistolim
Pemba	Pilão-de-merda	Pitoca
Pendúculo	Pilinha	Pituzinho
Pendurado	Pimba	Piu-piu
Pênis do capeta	Pimpinela	Platileva

Plug-and-play
Podre
Poft
Polipec
Pomba

Porongo
Possante
Potência
Potente
Prá ti foi feito

Precholo
Precioso
Princesa Sofia

Q

Queédechupar
Queridinho

Quercu
Querbuceta

R

Rafiki
Rebelde
Região pelágica
Régueque
Relho
Ribamar Jr.
Robalo

Roberlau (o pau)
Roberto Justus
Rocambole de carne
Rocha (duro)
Rojão de vara
Rola
Roliço

Rolinho
Rompedor
Romualdo
Rudolph, a rena do nariz vermelho
Rola dura
Rola gostosa

S

Sanabre
Serpente-rei
Sacolé de nervo
Sabiá-buraquero
Sabordalhão
Sabugalho
Sai da frente
Saitama
Salame
Salgado erótico
Salpicão
Salpicão sem sal
Salsicha
Salsichão
Salsichão alemão com mostarda
Salsichão e ovos
Salvador dali
Sarafano
Saradão

Sardão
Saroba
Saruman
Santana Lopes
Scooby – doo
Sem-ombro
Shereco
Sem-vergonha
Serpelo
Serpente
Seromenho
Seupôsegeme
Seupôsechora
Seupôtiatrasa
Seu duval, presente!
Shadowfrost
Sharpei
Shirek
Sinalizador
Skinhead

Snake
Soca bexiga
Soca bosta
Socador
Soldado (em sentido)
Soldadinho do capacete roxo
Soldado (a patente aumenta por merecimento)
Sorvete de carne
Sargento (ver soldado)
Sabre (dev!l, o vt te ama)
Sergetex
Serelepe
Sayuri macaquinha
Sulamba

T

Talha Bestas
Tabaco
Taça
Taco
Taco de bilharito
Taioba
Talo
Tanganho
Tampa de mulher
Tante
Tapa poço
Tarolo
Tarugo
Tatuzão
Teca
Teca-liana
Tenda armada (ereto debaixo das calças)
Tertulho
Testa-furada
Teta de homem
Tião cabeção
Ticão
Tição
Ticha
Tiche
Teobaldo – para os íntimos (T)
Tico
Tingue-lingue
Tixinga
Toco
Toddynho, o companheiro de aventuras
Tola
Tonico
Tonhão
Tony Ramos
Tombica
Topin
Torcida
Torneirinha
Torneira esporradeira
Tora
Toro
Torre de pizza
Torto
Tota
Totoia
Tubarão
Thuthuco
Trabuco
Trambolho
Trambulhetão
Traíra
Trapizomba
Transformer
Trator (empurra o barro)
Treboço
Treboçu
Trem-bala
Tripa
Tripé
Troço
Troço duro
Troçulho
Trolha
Trolheta
Trolóris
Tromba
Tromba-de-elefante
Tronzoba
Trozoba
Trouxa
Trussui
Tubiba
Tuchupa
Tulambe
Tumama
Tenente (ver soldado)
Tampa de cu
Twister
Terceira perna (se for jumento)

U

Uduro
Ultrajado
Ultraduro
Ultraman

V

Vai e vem
Vara
Vara da felicidade
Vara-de-mijo
Vara-do-diabo
Vara-verde-verdolenga
Varapau
Varão
Vassourão (grande)
Vascolhão
Veiúdo
Vela
Valdizinho (30 cm de cabeça)
Verga
Vergadão
Vergalhão
Vergalho

Verruma
Viga
Virote
Vuvuzela

W
W (enquanto fálico)
Welcome to Jamaica! Have a nice day (enquanto ereto)
Wyllie Wonka
Wood of god

X
Xarola
Xico
Xitãozinho
Xinforímpula
Ximboro
Xixico
Xonofompila
Xoroca
Xoxotarola
Xororó
Xumbrega

Z
Zangado
Zangief
Zanzão
Zaromba
Zarabatana
Zé
Zé ciclope
Zé fedegoso
Zé-sem-osso
Zé tolas
Zé varizes
Zebedeu
Zeca
Zeguedegue
Zezinho
Zezé
Zé sabe a mel
Zimba
Zinguinha
Zumbelha
Zulu
Zuleica

BIBLIOGRAFIA
Sato M. Duas mulheres falam sobre sexo. Acesso em 24 fev 2020. Disponível em: https://mayumisato.blogosfera.uol.com.br/2020/01/05/afinal-tamanho-e-documento-duas-mulheres-falam-sobreo-que-da-mais-prazer/
Jornal of Urology – International Jornal of Impotence research
Site de Curiosos. Disponível em: https://www.sitedecuriosidades.com/curiosidade/como-o-penis-e-conhecido-porpularmente.html

SERÁ QUE SEU PASSARINHO ENTRA NA MINHA GAIOLA? DISPAREUNIA SUPERFICIAL, VULVODINIA E VAGINISMO

CAPÍTULO 8

A mulher, no primeiro relacionamento sexual, sempre deveria questionar se o pênis do parceiro é compatível com a vagina dela; pois pode haver incompatibilidade, na entrada e/ou no fundo da vagina. Por isso a mulher deve saber que as vaginas, em sua grande maioria, se distendem, na sua capacidade máxima de distensão, pelo menos 10 cm, e, portanto, a sua vagina, no mínimo, distenderá esta medida.

Sabendo disso, a mulher, também, deve saber o quanto mede a palma de sua mão, para ter uma ideia do tamanho do pênis do seu parceiro; pois, com essa medida indireta, poderá fazer uma ideia de quanto o pênis irá penetrá-la.

Caso o pênis caiba, na palma da sua mão, sem ultrapassá-la, com certeza, não haverá penetração mais do que 10 cm, porém se ultrapassar e atingir o dobro ou mais da palma da sua mão, há grande probabilidade de sofrer algum traumatismo, no fundo vaginal, e, neste caso, seria prudente, conversar, francamente, com o companheiro e solicitar que faça uma penetração lenta e paulatina, até sentir desconforto e/ou dor e, então, pedir que o companheiro não progrida mais com a penetração peniana.

Por outro lado, o pênis pode ter grande circunferência, ser grosso, o que irá forçar o óstio (entrada) da vagina e poderá causar dor no início da penetração, isto sem falar das mulheres, que estão perdendo a virgindade; a dor na entrada da vagina é a dispareunia superficial.

A dispareunia é um transtorno sexual caracterizado pela sensação de dor genital, durante o ato sexual; é dita superficial, quando a dor é sentida na entrada da vagina, e é profunda, quando a dor é sentida no fundo da vagina, e quando há dor na entrada e no fundo, a dispareunia é mista.

A **dispareunia superficial** ocorre quando há alguma infecção ou inflamação na entrada da vagina, como problemas nas glândulas da entrada da vagina, como a de Bartholin e a de Skene, ou úlceras na região vulvar e/ou óstio vaginal, sempre com o contato com o pênis do companheiro.

O órgão genital masculino pode traumatizar a entrada da vagina, como ocorre na rotura himenal; também, quando o introito vaginal é apertado, ou o pênis é muito grosso, e ainda quando a penetração está ocorrendo, sem uma lubrificação suficiente; por isso, toda mulher deveria, quando "pinta" um clima, para uma relação sexual, com penetração, arrumar uma desculpa para ir ao toilete e lá lavar a vulva, para diminuir a secreção, fazer xixi, que deve ser repetido após a relação, já prevenindo uma cistite *"a posteriori"* ao coito e, em seguida, passar em toda vulva, muito gel lubrificante, sem economia. Também, a dispareunia superficial ocorre quando a mulher apresenta alguma patologia na vulva, como: na vestibulodinia provocada (PVD, vestibulite vulvar, disestesia vulvar localizada).

Vestibulodinia refere-se à dor na entrada da vagina, conhecida como o vestíbulo. Esta é a área em que a porção externa dos genitais da mulher (a vulva) encontra a porção interna (a vagina). O vestíbulo contém glândulas que fornecem lubrificação vaginal durante a excitação sexual.

Para uma mulher com vestibulodinia generalizada, a dor é constante.

Uma mulher, com vestibulodinia provocada (PVD), tem dor quando a área é tocada, e se for durante a relação sexual, a vestibulodinia está expressando-se como dispareunia superficial, porém, quando há dor sem contato sexual, por exemplo; quando ela insere um tampão, tem um exame pélvico com seu ginecologista ou se envolve em atividade sexual, é simplesmente PVD e não dispareunia superficial.

A intensidade e o tipo de dor podem variar de mulher para mulher. A área pode estar dolorida ou sensível quando tocada. Pode haver uma dor aguda ou ardente. Algumas mulheres são capazes de ter relações sexuais. Para outras, a dor é demasiado intensa.

Ansiosas e/ou deprimidas e até perder o interesse pelo sexo, o que pode afetar seu relacionamento sexual.

Muitos problemas podem causar PVD, incluindo alterações hormonais, infecções e músculos apertados do pavimento pélvico. Algumas mulheres têm mais terminações nervosas no seu vestíbulo, tornando a área hipersensível ao toque. As respostas ao *stress* e a genética também podem ter um papel importante.

A PVD é diagnosticada com um "teste de Q-tip". Um médico avalia a dor ao tocar no vestíbulo com um cotonete. Ele ou ela também pode realizar um exame visual, analisar uma amostra de corrimento vaginal ou testar os músculos do pavimento pélvico. A vestibulodinia não é transmitida a seu parceiro e não afeta outras partes do corpo. O tratamento da PVD varia de acordo com a causa.

Endosso e concordo com o que encontramos no *site* Merck Manuals (tradução livre).

"A PVD é o tipo mais comum de dispareunia superficial (de introito). A dor resulta de pressão exercida no introito. O tratamento é com terapias psicológicas usadas nas síndromes de dor crônica. Terapias adjuvantes incluem lidocaína ou cromoglicato tópico, mas, quando são utilizadas isoladamente, sua eficácia não foi comprovada.

A vestibulodinia provocada (PVD) se desenvolve quando o sistema nervoso — dos receptores periféricos ao córtex cerebral — é sensibilizado e remodelado. Com a sensibilização, o desconforto decorrente do estímulo, que poderia ser percebido como leve ou trivial (p. ex., o toque), é percebido como dor significativa (alodinia). Esse transtorno é provavelmente considerado uma forma de síndrome de dor crônica. A sensibilização periférica leva a uma resposta neurogênica inflamatória. Um pequeno grupo de mulheres tem PVD e candidíase vulvovaginal, o que parece contribuir para a PVD.

A dor decorrente da vestibulodinia costuma aparecer imediatamente à pressão do introito, com o movimento peniano e com a ejaculação masculina. A dor normalmente diminui quando o movimento peniano (ou consolo) cessa, e recomeça, quando é reiniciado. Vestibulodinia também pode causar queimação vulvar pós-coito e disúria.

O diagnóstico baseia-se nos sintomas e é confirmado por teste do cotonete para alodinia. O vaginismo também causa dor similar durante a pressão no introito e à contenção e ao movimento peniano. Mas o vaginismo, ao contrário da vestibulodinia, classicamente, não causa alodinia ou sintomas de pós-coito. Algumas mulheres com alodinia têm uma história que sugere fortemente vaginismo (i.e., evitação semelhante à fobia da penetração vaginal), sugerindo que a vestibulodinia pode-se desenvolver secundária ao vaginismo, e que alodinia e vaginismo se sobrepõem.

Para o tratamento algumas estratégias são utilizadas, como: psicoterapia; tratamento da disfunção secundária à dor; Fisioterapia pélvica; Fármacos adjuntivos para tratar dor crônica; possivelmente lidocaína e cromoglicato tópicos antes da penetração.

O tratamento mais adequado para vestibulodinia provocada ainda não está claro; muitas abordagens são usadas atualmente, sendo provável a existência de subtipos ainda indefinidos do *distúrbio, que necessitam de tratamento diferenciado. Como essa doença envolve dor crônica, os tratamentos se tornaram mais abrangentes, incluindo o controle do estresse e terapias que têm por alvo os pensamentos e as emoções que acompanham a dor.*

Terapia em um grupo pequeno, que combina terapia cognitiva, com base na plena atenção ou terapia cognitivo-comportamental com instruções sobre a dor crônica, PVD, sexualidade e estresse parecem ser benéficos. Terapia com fármacos adjuvantes (p. ex., com antidepressivos tricíclicos ou anticonvulsivantes) também é às vezes usada.

Quando aparentemente vale a pena tentar a penetração, fármacos tópicos (p. ex., cromoglicato a 2% ou lidocaína a 2 ou 5% na base glaxal) podem ser usados para interromper os circuitos da dor crônica. O cromoglicato estabiliza as membranas dos leucócitos, incluindo as dos mastócitos, interrompendo a inflamação neurogênica por causa da PVD. O cromoglicato ou a lidocaína devem ser aplicados precisamente na área da alodinia, com seringa de 1 mL sem agulha. A supervisão de um médico e o uso de um espelho (ao menos inicialmente) são úteis.

Mulheres com hipertonicidade do músculo pélvico podem-se beneficiar da terapia pélvica física, treinando o músculo do assoalho pélvico, possivelmente com um biofeedback.

Cirurgia, consistindo na excisão do hímen, borda proximal da vagina inferior, e porção mais interna dos pequenos lábios, é às vezes oferecida, geralmente para mulheres, que não têm depressão, ansiedade ou envolvimento da borda do introito ao lado do meato uretral, se elas já tiveram relações sexuais sem dor e também estão dispostas a participar de terapia psicológica. Contudo, a dor pode retornar, à medida que os nervos se regeneram.

Algumas mulheres com PVD e candidíase vaginal se beneficiam da profilaxia em longo prazo contra candidíase (p. ex., cápsulas vaginais semanais de ácido bórico)".

- Tumores genitais.
- Cistos na glândula parauretral (Skene).
- Uretrite.
- Cistite intersticial.
- Secura vaginal.

- Lubrificação vaginal insuficiente.
- Trauma de parto (pós-parto).
- Câncer de Vulva.
- Terapia por radiação.
- Infecções Vaginais/Irritações – Bacteriana ou candidíase, algumas ISTs, como Herpes Genital.
- Doenças de pele – líquen escleroso, líquen plano, eczema, psoríase.
- Efeitos colaterais de alguns medicamentos.
- Ferimento na área pélvica/genital.
- Sintomas relacionados com a idade e associados à menopausa e/ou envelhecimento: Atrofia Vaginal (vaginite atrófica).
- Reações alérgicas a roupas, preservativos, espumas anticoncepcionais e/ou espermicidas por dermatite de contato.
- Mutilação genital feminina (MGF).
- Cisto das glândulas de Bartholin.
- Endometriose de períneo, ou porque a mulher está apresentando vulvodinia ou vaginismo.

No *site* Gamhir, com o qual concordamos, verifica-se que:

> *"A **vulvodinia** ou vestibulite vulvar é uma disfunção sexual feminina, caracterizada por ardência ou queimação na região da vulva e dor ao toque digital ou por cotonete, por, no mínimo, três meses, ou durar meses ou até anos, podendo desaparecer tão repentinamente quanto começou, podendo também ter uma sensação de dor, que pode ser constante ou ocasional".*

A dor pode estar localizada em uma área muito específica do períneo (e, geralmente, as pacientes podem identificar de forma exata os "pontos" de dor), como o vestíbulo vulvar, os lábios ou o clitóris, ou pode afetar a totalidade da área perineal. Pode haver outros sintomas, como:

- Latejamento na região íntima.
- Irritação na região da vulva.
- Vermelhidão.
- Sensação de picada na região genital.
- Sensibilidade aumentada.
- Dificuldade para inserir tampões ou aplicadores vaginais.
- Dor durante a relação sexual.
- Dificuldade para realizar atividades, como andar a cavalo ou de bicicleta.

As portadoras de vulvodinia são afetadas negativamente não só na intimidade sexual, como também na qualidade de vida.

Acredita-se que alguns fatores podem desencadear os sintomas. As possíveis causas mais frequentes são:

- Candidíase de repetição.
- Parto vaginal recente.
- Histórico de abuso sexual.
- Uso sistemático de antibióticos.
- Problemas psicossociais e familiares.

Algumas situações podem ser insuportáveis para as mulheres que apresentam a vulvodinia, como permanecer sentada por muito tempo, andar de bicicleta, usar calças apertadas ou manter a relação sexual.

O tratamento para a vulvodinia depende do tipo e intensidade dos sintomas sentidos, uma vez que não existe um tratamento definido para esta doença, havendo por isso a necessidade de adequar o tratamento a cada situação.

O tratamento dessa condição envolve mudança de hábitos, uso de produtos de higiene e roupas íntimas adequadas, dieta alimentar, psicoterapia, e tratamentos fisioterapêutico e medicamentoso. Entre os medicamentos que prescrevo incluem corticoide, ansiolítico, antialérgico, hormônios (estrogênio e testosterona tópicos) e anestésicos tópicos.

A realização de psicoterapia e/ou aconselhamento sexual pode ser indicada. Nos casos mais graves, pode mesmo ser recomendada a realização de uma cirurgia, chamada vestibulectomia. Além disso, os cuidados diários com a região genital também são muito importantes, especialmente os cuidados com a pele e higiene da vulva, uma vez que a utilização de produtos agressivos ou irritantes podem agravar os sintomas. O tratamento pode diminuir os sintomas e proporcionar para a mulher uma vida normal.

Outra causa de dispareunia superficial é encontrada em mulheres com **vaginismo** termo que deve ser substituído por **transtorno de penetração**, para evitar uma rotulação da mulher, pode ser uma causa de dispareunia superficial e pode haver dispareunia superficial sem haver vaginismo, bem como pode haver vaginismo sem penetração do pênis, por exemplo, para colocar tampão vaginal. No vaginismo há desejo, porém, há uma dificuldade de atingir a penetração vaginal, apesar do desejo.

Segundo o Manual Diagnóstico e Estatístico de Transtornos Mentais (DSM-IV-TR), que classifica as disfunções sexuais entre outros transtornos, os diagnósticos de Vaginismo e Dispareunia foram somados para dar origem ao transtorno de Dor Genitopélvica/Penetração, especialmente porque era muito frequente que os dois transtornos se apresentassem como condições comórbidas. *"Dificuldade persistente ou recorrente da mulher em permitir a entrada vaginal do pênis ou dedo e/ou objeto, apesar do desejo expresso da mulher em fazê-lo. Ocorre geralmente evitação (fóbica), contração involuntária da* musculatura pélvica e antecipação/medo/experiência de dor. Devem ser excluídas outras anormalidades estruturais ou físicas".

No site Boa Saúde, com o qual concordamos, verifica-se que:

> "Vaginismo é a contração involuntária dos músculos da entrada da vagina, músculos pubococcígeo e apresenta dor na relação pela penetração "forçada" de um pênis em um orifício contraído. Quem tem vaginismo pode apresentar desconforto sexual, sensações de ardência, contrações, dor ou incapacidade de penetração."

> O vaginismo também está relacionado com qualquer uma das outras formas de dispareunia, porque qualquer tipo de dor sexual geral pode desencadear o vaginismo. Nestes casos, o vaginismo se torna uma disfunção de dor ou de desconforto complicado além do problema de dor original e geralmente permanece mesmo depois do problema original ter sido resolvido.

> Na verdade, uma mulher pode confundir os problemas contínuos do vaginismo com o problema de dor original, acreditando que o problema original ainda não está resolvido.

> Com qualquer tipo de dor sexual contínua e que parece não ter nenhuma causa física, o vaginismo deve ser considerado como um contribuinte possível ou talvez a causa primária.

> Diagnosticar e tratar a dor sexual podem ser bem difíceis quando existem outras complicações do vaginismo. Pode ser frustrante para os médicos e as pacientes. Por exemplo, uma mulher que teve uma infecção temporária (uma forma de dispareunia) que desencadeou o vaginismo. Até ela fazer a consulta com um médico, a infecção já se resolveu, mas o vaginismo permanece. Quando o médico tenta descobrir a fonte da dor, pode parecer que não há evidência de causa física, porque a paciente continua a sentir dor do vaginismo e não mais a dor da infecção original. Além disso, a descrição da dor por parte da mulher pode ser confusa, porque havia duas questões separadas que causavam a dor em momentos diferentes.

> Onde existem duas formas de dor sexual presentes ao mesmo tempo, e a segunda é o vaginismo, a maioria dos especialistas recomenda tratar primeiramente a condição médica original e depois tomar as medidas necessárias para tratar o vaginismo.

> **Atenção:** Alguns médicos e suas pacientes acham que as

cirurgias e os procedimentos médicos são necessários quando, na verdade, um simples caso de vaginismo está presente e pode ser resolvido sem nenhum procedimento invasivo. As pacientes devem obter segundas opiniões com médicos que têm experiência no tratamento de disfunções de dor sexual na mulher, especialmente se estiverem pensando em opções de tratamento cirúrgico invasivo. O tratamento do vaginismo normalmente não envolve cirurgia.

A dor geralmente é sentida durante o ato sexual, mas pode ocorrer também antes e depois do intercurso. As mulheres podem descrever a dor como uma sensação superficial, ou até mesmo profunda; e a intensidade pode variar de um leve desconforto até uma forte dor aguda. É mais frequente do que se pensa, podendo atingir até 50% das mulheres com vida sexual ativa.

Para que o distúrbio seja denominado dispareunia, a dor deve provocar sofrimento ou dificuldade nas relações interpessoais e não ser causada exclusivamente pela falta de lubrificação vaginal, por vaginismo (contrações involuntárias dos músculos da vagina), por condições médicas gerais ou pela ação de substâncias ou medicamentos. A dispareunia leva frequentemente à rejeição ao ato sexual, com consequências graves para o relacionamento atual e comprometimento dos futuros, diminuindo o desejo sexual em diversos graus.

No *site* Vaginismo, encontramos outro relato que trata a dor na relação sexual decorrente do vaginismo:

"Vou começar contando um pouco sobre o que tenho vivido nos últimos meses. Tenho 37 anos, sou evangélica, me casei virgem há um ano. Minha lua de mel foi péssima, eu sentia muita dor quando meu marido tentava a penetração, parecia que eu estava sendo estuprada, eu só chorava durante o ato. Eu me senti muito estranha naquele momento, nunca tinha ouvido algum caso assim, todas as minhas amigas tinham "casos de sucesso" durante a lua de mel e comigo foi bem diferente.

Cheguei da lua de mel e fui procurar ajuda, passei por alguns ginecologistas, e muitos me mandavam para psicólogos, no entanto não conseguiam "melhorar" a situação, outros falaram para eu tomar um vinho que passava, outros falaram que eu não *estava relaxando etc... até que uma psicóloga me mandou para o Hospital das Clínicas, e a ginecologista de lá me disse que eu tinha vaginismo.*

A primeira coisa que fiz foi procurar na internet alguma informação a respeito, vi nos depoimentos alguns casos muito parecidos comigo, pude ver que a minha impossibilidade de colocar absorvente interno que sempre tive toda a vida era por causa disso e o mais importante – Tinha cura!

Liguei no dia seguinte para o consultório, marquei uma avaliação, fiquei com diagnóstico de vaginismo moderado e indicaram-me 15 sessões.

Na semana seguinte já comecei, fiz todos os exercícios certinho, meu marido começou a entender melhor o que estava acontecendo e me ajudar também. Nas últimas sessões, consegui colocar o absorvente interno, quanta alegria! Para mim foi uma vitória, de verdade! Agora eu não fico sem! hehe. Fiz o Papanicolau e foi tudo tranquilo também, enfim... depois disso, já fui liberada para a relação, eu e meu marido estamos nos conhecendo melhor.

Hoje estou completamente curada e vivendo tudo o que não vivi na lua de mel e, nesses últimos meses, parece que caiu uma imensa parede dentro de mim e me sinto uma mulher de verdade. Agora é planejar para vir os filhos! Hehe.

Tenho muito a agradecer à doutora, ela sempre foi muito atenciosa, calma, carinhosa e amiga! Quantas vezes eu chorava no consultório e ela me entendia, eu sempre muito ansiosa e ela sempre me acalmava, parecia uma mãe para mim! Eu recomendo o trabalho dessas profissionais, são realmente apaixonadas pela causa, atendem a gente muito bem, e muito competentes. Valeu a pena cada sessão, cada palavra que ouvi, todo o suporte de vocês! Obrigada de coração!"

- **Comentário do autor:** Muitas mulheres, que procuram a consulta ginecológica, têm dificuldade de permitir a introdução do espéculo e se sentem violentadas, quando não há paciência de o profissional para realizar o exame; estas pacientes também referem incapacidade em permitir a penetração vaginal no ato sexual e até para introduzir creme e/ou absorventes menstruais. As pacientes se queixam da falta de tato de alguns profissionais, que dizem que elas estão com frescura e que não querem colaborar com o profissional, pois estes desconhecem esta disfunção sexual que advém por contração involuntária dos músculos pubococcígeo da entrada da vagina. A prevalência é baixa, acometendo em torno de 5% das mulheres com vida sexual ativa. Como a paciente tem resistência natural à abordagem física, antes de se proceder ao exame ginecológico e a práticas mais invasivas da privacidade da paciente, deve-se iniciar a terapêutica com a psicoterapia e os exercícios de relaxamento, por isso o tratamento deve ser multidisciplinar com ginecologista com formação sexual, fisioterapeutas, psicólogos, sempre com uma atenção holística para cada paciente, pois há uma série de tratamentos propostos para o vaginismo. Estes incluem terapia sexual (individual ou de casal), psicoterapia, farmacoterapia, hipnoterapia, injeções de toxina botulínica entre muitos outros. Pelo relato da paciente, o sucesso terapêutico foi atingido, pois houve a consecução do ato vaginal completo com penetração vaginal, com obtenção da resposta sexual completa.

BIBLIOGRAFIA

Conn A, Hodges KR. Genitopelvic Pain/Penetration Disorder. Merck Manual 2021. Disponível em: https://www.merckmanuals.com/professional/gynecology-and-obstetrics/sexual-dysfunction-in-women/genitopelvic-pain-penetration-disorder#v52252697

Equipe Boa Saúde. Dispareunia – dor durante o ato sexual. Boa Saúde 2010. Disponível em: https://www.boasaude.com.br/artigos-de-saude/4782/-1/dispareunia-x-dor-durante-o-ato-sexual.htm

Clínica Débora Pádua. A cura da dor na relação depois de uma lua de mel difícil. Disponível em: https://www.vaginismo.com.br/a-cura-da-dor-na-relacao-depois-de-uma-lua-de-mel-dificil/

Gramhir. Vulvodínea. Disponível em: https://gramhir.com/explore-hashtag/vulvod%c3%adnea

CAPÍTULO 9

A GAIOLA É PEQUENA SE O PASSARINHO FOR GRANDE. DISPAREUNIA DE PROFUNDIDADE E A SÍNDROME DA VAGINA CURTA RELATIVA

A síndrome da vagina curta relativa (SVCR) foi descrita, pela primeira vez, na Revista Brasileira de Sexualidade Humana, em 2012, e foi fruto de muita observação e pesquisa, durante minha prática médica em ginecologia. O nome relativa se deve ao fato de que um espaço vazio pode ser ocupado, por outro objeto, que pode ter igual, menor ou maior volume. Portanto, o mesmo espaço pode ser grande, quando o que o ocupa é pequeno, menor que o próprio espaço ou ser pequeno, se o que o ocupa é grande e sobra objeto fora do espaço a ser preenchido. É o que ocorre com a vagina: quando o pênis, que a penetra, é pequeno, a vagina é grande, havendo compatibilidade entre pênis e vagina; e se o pênis for longo, a vagina é pequena, havendo uma incompatibilidade de tamanho.

Neste livro descrevemos esta síndrome sem preocupação da descrição científica, que já foi feita e descrita no artigo colocado no rodapé deste livro.

A relação sexual é um momento de entrega, prazer e cumplicidade, sendo a sexualidade parte importante da nossa vida, contudo esse momento mágico torna-se desconfortável e até mesmo insuportável quando se acompanha de dor na relação, dispareunia, o que ocorre com muitas mulheres.

Consiste em uma dor, persistente ou recorrente, que, de acordo com a sua localização, pode ser classificada, em superficial, quando a dor está localizada na entrada da vagina, na abertura do canal uretral ou no clitóris e profunda, quando se traduz em uma dor pélvica no fundo da vagina.

Esta condição pode ser causada por fatores orgânicos ou psicológicos, origina-se na interação de um conjunto de fatores e não de uma causa isolada, em que se destacam as infecções sexualmente transmissíveis, como cancro mole, granuloma inguinal etc., infecções genitais, como herpes genital, candidíase, tricomoníase; doenças de pele, que acometem a região genital, como a foliculite, pediculose púbica ("chato"), psoríase; infecção ou irritação do clitóris; infecções urinárias, uretrites e cistites; doenças que acometem o ânus, atrofia ou lubrificação insuficiente da vagina, que podem ser decorrentes de deficiências de hormônios estrogênicos; reações alérgicas na entrada da vagina, como, por exemplo, alergia ao látex de preservativos ou a certos lubrificantes vaginais; problemas musculocutâneos da genitália, que podem surgir, após um procedimento cirúrgico, pós-parto ou pós-radioterapia; por causas físicas, como é o caso do estreitamento do canal vaginal, também pela vagina curta em relação ao tamanho do pênis do parceiro, presença de corpo estranho na vagina e traumas nos órgãos sexuais.

A dispareunia profunda é aquela dor ou desconforto sentido no fundo da vagina, exclusivamente, durante a relação sexual, e sua causa primária é a incompatibilidade de tamanho entre o pênis e a vagina, (causa-efeito); se o pênis ou outro objeto penetrar na vagina e causar dor, isto é dispareunia de profundidade, porém se a mulher, já sente dor no fundo da vagina, sem qualquer penetração, fora de qualquer atividade sexual, por exemplo, durante uma missa, em uma loja ou em qualquer atividade social, isso é dor pélvica e não dispareunia de profundidade.

Quando uma mulher apresenta um processo inflamatório do colo do útero ou de todo o trato genital superior, na doença inflamatória pélvica; bem como outras doenças, como tumores genitais e pélvicos, como: cistos ovarianos, miomas uterinos; endometriose, além de problemas urológicos, intestinais, osteomusculares, pode sofrer de dor pélvica e também de dispareunia, agora, causada pelo movimento, de vai e vem, dos tecidos inflamados, podendo ou não ter incompatibilidade de tamanho, portanto, não necessariamente, o pênis é grande, o que caracteriza uma causa secundária de dispareunia, isto é, a presença de uma causa orgânica é a responsável pela dor sentida no fundo e não necessariamente o pênis que penetrou a vagina.

Quando os profissionais que atendem as mulheres com aquelas queixas e não conseguem entender que a causa da dispareunia de profundidade é primária, secundária ou ambas, *"imputam-se-lhes fatores psicológicos, que teriam, como base, as seguintes condições: dificuldade em compreender e aceitar a sexualidade de uma maneira saudável; crenças morais e religiosas muito rígidas; educação repressora; medos e tabus irracionais quanto ao contexto sexual; falta de desejo em fazer sexo com um parceiro; medo de machucar o bebê, quando durante a gestação; falta de informação; traumas infantis relacionados com a sexualidade e sentimento de culpa na vivência da sexualidade."*

Assim, uma mulher que tem dor de profundidade durante a relação e recebe diagnóstico de problema psicológico continua com medo de sentir dor novamente na relação, procura evitar novo encontro sexual, e novamente um conflito poderá aparecer e tenderá a se tornar um ciclo vicioso, em que a dor gera medo, o medo gera tensão, e esta gera dor ainda maior.

Estas causas referidas anteriormente para a dor profunda na relação sexual são as que encontramos na literatura médica científica, havendo, sim, referência para a vagina menor do que o pênis, mas sem uma ênfase necessária, pois com base em experiência clínica de mais de 30 anos de exercício da medicina em ginecologia, posso afirmar, sem medo de errar, que todas elas têm, sim, algum papel, em situações específicas, na gênese da dispareunia. Contudo o grande responsável, o maior prevalente para esta condição, é o que chamo de SVCR, a síndrome da vagina curta relativa.

O que é a SVCR? É um grupo de sinais e sintomas associados a uma mesma condição clínica, a dispareunia de profundidade, que é a dor sentida no fundo da vagina, exclusivamente, durante a relação sexual. Nesta condição, a vagina é pequena para ser preenchida por um pênis, que pode ter qualquer tamanho, mas para a mulher, que refere dor profunda, após a penetração, ele é grande, por conseguinte a vagina é curta. Porém, a dispareunia de profundidade pode ocorrer em qualquer mullher, independente do tamanho do pênis, que a penetra, desde que tenha uma causa orgânica, que lhe traga a dor.

O principal sinal da SVCR é o sinal de Matthes, que é a dor referida pela paciente, quando, no toque bimanual do exame ginecológico, o médico empurra o colo do útero para cima, como o pênis faria, caso tivesse tamanho suficiente para isso. O sinal de Matthes é positivo quando a paciente refere dor, e negativo caso não tenha dor.

Outro sinal frequentemente observado, principalmente em casos agudos, traumas recentes, é o andar claudicante, a paciente refere dor pélvica ao andar. Associado a estes sinais temos sintomas referidos pelas pacientes, como: falta de desejo, aversão ao ato sexual, falta de desejo, invenção de desculpas, como dor de cabeça para evitar o ato sexual, poliqueixas, baixa estima e depressão.

A SVCR pode ser parcial ou completa, dependendendo se todos os sinais e sintomas estiverem presentes. O desencadeador da síndrome é a dispareunia de profundidade (DP), que associada aos sinais já referidos, é o sintoma principal, às vezes único, componente da síndrome.

Com a repetição da dor na relação sexual, quando acompanhada de micro ou macrotraumas nos ligamentos para uterinos, os paramétrios, a paciente passa a desenvolver dor no baixo ventre, uma algia pélvica (AP), que "*a priori*" é de causa desconhecida.

Na sequência e pela manutenção da DP e da AP, a paciente começa a apresentar queixas sexuais, como perda da libido e aversão sexual, exteriorizando para o companheiro como cansaço, dor de cabeça e claramente evitando o ato sexual.

A falta de interesse sexual desperta no parceiro uma desconfiança ou preocupação, e o casal pode iniciar discussões e até perda de respeito, que pode levar a um término de casamento, quando isto não ocorre, o casal procura ajuda médica, que na maioria das vezes é infrutífera. A falta de solução obriga o casal a procurar diversos profissionais, que, por desconhecimento da SVCR, pedem uma série de exames laboratoriais e de imagem, que, muitas vezes, não são devidamente analisados e por isso são definidos como exames normais.

O casal que procurou solução em diversos profissionais e não a teve resolvida, acomoda-se com a situação, entendendo a mulher, que ela é o problema do casal e sem saber o por quê, "acredita" no que lhe dizem: está com frescura, que não tem nada. Inconscientemente, fica emocionalmente deprimida ou ansiosa e passa a comer exageradamente e ganha peso ou fica sem comer e perde peso.

Quando a mulher mantém a sua condição de esposa, e passa a cumprir sua "obrigação sexual", em muitos casos, desenvolve um vaginismo, adquirindo um dispareunia superficial.

Assim, a SVCR, em sua apresentação completa, inicia-se com uma dispareunia de profundidade e completa-se com uma dispareunia mista.

Assim a SVCR, em seu conjunto, define o diagnóstico e o quadro clínico desta condição médica, a dispareunia de profundidade. E qual é a etiologia desta condição? É primariamente a distensão e/ou estiramento dos ligamentos parametriais, e principalmente os uterossacros, e secundariamnete, também, a dor no fundo da vagina, durante a relação sexual, na presença de uma causa orgânica.

A etiologia primária da SVCR é a mesma da maioria das causas da dor lombar em que estiramentos e distensões são suas causas mais comuns e ocorrem como resultado de uma excessiva demanda física sobre esta região, o que ocorre quando se levanta um objeto muito pesado, ou faz um movimento repentino, ou se tem um acidente de carro ou uma lesão no esporte. Quando tecidos moles (músculos, ligamentos ou tendões) são exigidos além da sua capacidade de resistência, esticam-se demais, eles podem romper-se ocasionando edema localizado. O edema causa dor e contratura muscular que restringe o movimento da região lombar lesionada, com o intuito de protegê-la de uma lesão adicional.

Esse mecanismo de dor lombar explica dores similares por distensão em todos os tecidos moles semelhantes, incluindo os ligamentos vaginais e uterossacros, causando dor pélvica crônica.

A dor pélvica crônica é uma doença debilitante e de alta prevalência, com grande impacto na qualidade de vida e produtividade, além de custos significativos para os serviços de saúde. O manejo da dor pélvica crônica frustra médicos confrontados com o problema porque, em parte, sua fisiopatologia é pobremente compreendida, e seu tratamento é muitas vezes insatisfatório e se limita ao alívio temporário dos sintomas.

Contudo uma coerente explicação para uma boa parcela de pacientes acometidas deste mal é a SVCR decorrente da distensão e estiramento dos ligamentos vaginais e uterossacrais por verdadeiras Lesões de Esforço Repetitivo denominadas LER.

A LER é uma lesão relacionada com a atividade da pessoa, e em alguns casos pode ser entendida como uma doença ocupacional, e ocorre sempre que houver incompatibilidade entre os requisitos físicos da atividade ou tarefa e a capacidade física do corpo humano. Alguns fatores de risco contribuem para a instalação desta lesão entre eles: movimentos repetitivos, pressão mecânica, esforço e força, postura inadequada, tracionamentos, trabalho muscular estático; invariabilidade da tarefa; superutilização das estruturas anatômicas, falta de tempo de recuperação, choques e impactos; vibração; frio, fatores organizacionais etc.

Pode-se afirmar que o ato sexual contempla a maioria dos fatores de risco relacionados como causa de LER, por isso a SVCR também é uma LER.

Isto posto, verifica-se que, por analogia, semelhantemente ao mecanismo de um puxão de orelha ou distensão de uma articulação, que pode atingir uma flexibilidade máxima de distensão dos músculos e ligamentos fixadores, também na relação sexual isto ocorre, pois a flexibilidade definida como a máxima amplitude fisiológica passiva em um determinado movimento (articular/distensão da orelha/distensão da vagina) necessário que irá depender da elasticidade muscular e da mobilidade articular, auricular ou do canal vaginal, sem que ocorram lesões anatomopatológicas.

A flexibilidade pode ser influenciada pelo sexo, idade, repetição do movimento, raça, lesões prévias, composição do músculo, temperatura. O tecido conjuntivo é influenciado pelo envelhecimento, imobilização, distúrbios metabólicos e deficiências nutricionais, e por ser um dos componentes mais influentes na limitação da amplitude do movimento, deve ser bem alongado.

Contudo alguns autores esquecem a propriedade de flexibilidade dos tecidos conjuntivos e relatam que: *"Nas relações sexuais, a vagina consegue ser penetrada por pênis maiores porque ela é uma cavidade elástica, composta de tecidos musculares que podem se alongar de acordo com a necessidade. Na hora da penetração, o prazer e o estímulo sexual fazem com que os músculos da vagina se dilatem. Com isso, ela "cresce" em largura e profundidade. Graças ao efeito elástico, um pênis que tenha, digamos, mais que o dobro do tamanho da vagina pode caber dentro do corpo da mulher".*

Ao contrário do que foi dito, pode-se dizer que muitas mulheres, durante o ato sexual, por causa do tamanho desproporcional entre o pênis e a vagina, sofrem em toda relação um trauma semelhante a um puxão de orelhas crônico, mantendo-as com uma dor pélvica crônica, o que as leva a ter SVCR.

Em um trabalho de revisão sobre dor pélvica crônica foi salientado que uma história clínica e exame físico adequado deveriam incluir atenção especial aos sistemas gastrointestinal, urinário, ginecológico, musculoesquelético, neurológico, psicológico e endócrino, embora tenha relatado a necessidade da avaliação musculoesquelética, não foi relatado a necessidade de se descartar a desproporcionalidade entre o pênis e a vagina, que provavelmente é a maior causa da dor pélvica, pela lesão do esforço repetitiva causada.

A prevalência estimada de dor pélvica crônica é de 14% a 24% em mulheres na idade reprodutiva, com impacto direto na sua vida conjugal, social e profissional. Cerca de 60% das mulheres com a doença nunca receberam o diagnóstico específico, e 20% nunca realizaram qualquer investigação para elucidar a causa da dor.

Em unidades básicas de saúde, a queixa de dor pélvica chega a 39% das mulheres, e é responsável por 40% a 50% das laparoscopias ginecológicas, 10% de consultas ginecológicas e, aproximadamente, 12% de histerectomias. Isto implica custos direto e indireto de recursos públicos de saúde, o que para os Estados Unidos chega a ser superior a dois bilhões de dólares por ano, em que se conclui que a dor pélvica crônica é um sério problema de saúde pública.

A real prevalência desta condição em países em desenvolvimento, como o Brasil, não se sabe, mas estima-se que seja superior àquela encontrada em países desenvolvidos. Estatisticamente, cerca de 30% das mulheres são acometidas desse mal, cujas causas geralmente podem ser relacionadas com a intensidade da dor, sendo fundamental a figura do médico para melhor avaliar o quadro.

Um fator ou causa que não deve ser desconsiderado no diagnóstico é desproporcionalidade entre a extensão do canal vaginal e o comprimento do órgão sexual masculino. É fato que essa incompatibilidade, apesar da elasticidade do canal vaginal, mesmo com sua flexibilidade, pode causar dor à mulher, que passa a ficar refratária ao coito.

Nesse contexto, um pênis não compatível, a maior, ao bater com frequência no fundo vaginal, poderá causar o estiramento e até o rompimento dos tecidos vaginais e do colo do útero. Isto pode causar a dispareunia de profundidade e/ou desconforto, agravado pela tendência de que o parceiro tende a penetrar a vagina da mulher o mais profundo e intensamente possível durante a relação sexual.

O tratamento para as portadoras da SVCR é repouso sexual por 15 dias e uso de anti-inflamatórios pelo mesmo período. As mulheres são orientadas, ao retornar às atividades sexuais, a adotar posições que impeçam a penetração total do pênis, pois se a mulher tiver ciência da extensão do seu canal vaginal poderá mensurar o comprimento do pênis do parceiro. A mulher conhecedora do tamanho de sua vagina poderá orientar seu parceiro sexual para realizar uma penetração controlada, proporcional/parcial ou evitar posições sabidamente que permitem a penetração à maior do pênis.

A apresentação da SVCR visa chamar a atenção dos médicos ginecologistas para avaliar o comprimento da vagina das suas pacientes, no sentido de orientá-las para uma relação sexual não traumática, evitando e solucionando quadros de dores pélvicas decorrentes desta desproporção: vaginas, que se tornam, relativamente pequenas, quando penetradas por pênis maiores que a capacidade de elasticidade e flexibilidade desta vagina; e assim adquirirem uma melhor qualidade de vida sexual.

CASOS CLÍNICOS DA SÍNDROME DA VAGINA CURTA RELATIVA

CAPÍTULO 10

Neste capítulo, descrevemos alguns relatos de casos, atendidos no consultório, que apresentam a SVCR, comprovando nossa observação e convicção de que as mulheres que sofrem com dispareunia de profundidade (DD) podem desenvolver esta síndrome médica, que traz desconforto e má qualidade de vida para as portadoras, mas que conhecendo a síndrome podem ser tratadas, curadas e readquirirem novamente a autoestima, a confiança e a alegria de uma vida sexual com qualidade.

Também ajudam os ginecologistas e demais profissionais, que atuam nesta área da sexologia, a entender a dispareunia de profundidade (DD), e, assim, melhorar a qualidade de vida das mulheres com essa condição. E se você leitora identificar-se com um deles, deverá procurar um profissional para uma avaliação ginecológica.

A compreensão da dispareunia de profundidade, com a consequente abordagem correta, permite ao ginecologista.

Relato de Caso 1

Uma mulher de 27 anos, brasileira, branca, sem filhos, casada há 3 anos, relatou, na consulta ginecológica, dor, no baixo ventre, iniciada há 3 anos, após o casamento.

Ela relatou dor durante a relação sexual e dor insuportável em determinadas posições. Também relata ter realizado exames ginecológicos anteriores, a cada ano, sem alívio da dor. A paciente foi questionada sobre as relações sexuais e respondeu com nojo e afirmou que tenta evitar o sexo. Ela afirma que está cansada ou com dor de cabeça para evitar sexo. A paciente nega queixas urológicas e intestinais. A paciente nega cirurgias prévias e infecções genitais.

O exame ginecológico revelou vulva normal. O exame do espéculo mostrou paredes lisas da vagina e um colo uterino central, jec = 0. A vagina, medida pelo exame do espéculo, era de 11,5 cm; a vagina foi medida em sua totalidade, estendeu o estado sem trauma pelo vaginômetro de Matthes e foi de 13 cm, revelando uma flexibilidade de 1,5 cm.

O exame ginecológico mostrou um amplo orifício vaginal elástico, uma parede vaginal sem tumores e um grande canal vaginal elástico. O colo uterino era cartilaginoso, e a mobilização dolorosa revelou um sinal positivo de Matthes. Após o exame pélvico, a paciente foi questionada sobre o tamanho do pênis de seu parceiro, e ela respondeu que seu parceiro era negro e tinha um pênis muito longo, o que estava afetando negativamente o relacionamento deles, e disse: "*Eu odeio isso. Isso dói. Isso dói. Isso dói*". Ela afirmou que o casamento não era saudável, porque o marido sempre reclamava que a paciente estava sempre evitando relações sexuais.

Uma ultrassonografia transvaginal foi solicitada, para descartar possíveis patologias não detectadas pelo exame ginecológico. A paciente foi diagnosticada com SVCR e foi aconselhada a evitar a penetração vaginal por 20 dias. Ela foi instruída a tomar medicação anti-inflamatória na dose de dois comprimidos ao dia durante 20 dias. Após esse período, ela poderia ter relações sexuais, mas foi instruída a adotar posições sexuais que impedissem a penetração completa do pênis. Um molde de papel do tamanho da vagina foi feito para comparação ao tamanho do pênis e, assim, orientar o parceiro para saber até que ponto o pênis poderia penetrar na vagina, sem causar alongamento traumático dos ligamentos.

A paciente retornou três meses depois e relatou que o tratamento foi eficaz e que ela usa as recomendações das posições sexuais. Ela não relatou mais dor no baixo ventre e afirmou que a vida de casada havia melhorado.

A ultrassonografia foi normal. O diagnóstico de SVCR foi confirmado.

Relato de Caso 2

Uma mulher, branca, brasileira de 53 anos, G5P4A1, menopausa há 2 anos, relata que é sexualmente ativa há mais de 30 anos e que seu primeiro encontro sexual foi aos 19 anos. Relata quatro casamentos e múltiplos parceiros sexuais; seu último encontro sexual foi há 3 meses.

A paciente relata dor durante a relação sexual e dor no baixo ventre, além de corrimento vaginal e disúria, por 2 anos. Previamente consultou muitos ginecologistas para resolver o seu problema, mas sem melhora. Questionada sobre suas recentes relações sexuais, e ela respondeu com nojo e afirmou que tenta evitar o sexo.

Afirma que para evitar sexo, diz que sempre está cansada ou com dor de cabeça. Relata que seu casamento não é saudável, porque o marido sempre reclama de que ela está evitando o relacionamento.

A paciente trouxe um ultrassom transvaginal que não mostrou patologia ginecológica. Seu último Papanicolaou foi há 5 meses atrás e era normal.

Refere recorrentes infecções do trato urinário e nega queixas intestinais. O exame ginecológico mostrou vulva hipertrófica.

O exame especular mostrou vagina de paredes lisas e colo do útero encurtado e centrado, jec = 0. A vagina medida 8,2 cm, e usando um vaginômetro Matthes, a vagina mediu, em seu estado totalmente estendido sem trauma, 12 cm, o que revelou uma flexibilidade de 3,8 cm. O exame ginecológico mostrou amplo orifício vaginal elástico, uma parede vaginal sem tumores, e um canal vaginal grande e elástico.

O colo uterino era cartilaginoso, e a mobilização dolorosa revelou um sinal positivo de Matthes. Após o exame pélvico, questionou-se sobre o tamanho do pênis de seu parceiro, e disse que ele tem um pênis muito longo.

A paciente foi diagnosticada com SVCR, e aconselhada a evitar penetração vaginal por 20 dias e instruída tomar 2 comprimidos de um medicamento anti-inflamatório ao dia, durante 20 dias. Depois disto, foi autorizada a ter relações sexuais vaginais, adotando posições sexuais que impedissem a penetração total do pênis. Um molde de papel com o tamanho da vagina foi feito para orientar o parceiro para saber até que ponto o pênis pode penetrar dentro da vagina, sem causar alongamento traumático dos seus ligamentos.

A paciente retornou 4 meses depois e relatou que o tratamento foi eficaz, nega dispareunia profunda e dor pélvica e disse que seu casamento havia melhorado. O diagnóstico de SVCR foi confirmado.

Estes dois relatos de casos, que estavam sem elucidação diagnóstica, mesmo após consulta a vários ginecologistas, foram diagnosticados com a síndrome da vagina curta relativa, em razão de uma dispareunia primária de profundidade, que é a dor sentida no fundo da vagina, decorrente da incompatibilidade do tamanho maior do pênis com a vagina distendida.

Relato de Caso 3

Mostra uma mulher negra de 34 anos, 1,59 centímetros, 52 kg, de Ribeirão Preto, G1P1C1, em uso pílula anticoncepcional combinada. Ele fez a primeira consulta no Departamento de Ginecologia do Hospital Eletro Bonini da Faculdade de Medicina da Universidade de Ribeirão Preto, em outubro de 2010, com queixa de dispareunia profunda (DP) e algia pélvica (AP) na fossa ilíaca esquerda; baixa intensidade, mas que piora na relação sexual.

O exame ginecológico mostrou vaginose bacteriana, confirmada pela citologia, que foi tratada com metronidazol. Em maio de 2011, o paciente retorna com persistência de dor na fossa ilíaca esquerda, agravada na relação sexual, causando uma dispareunia profunda. A paciente foi encaminhada ao Ambulatório de Dor Pélvica. Em julho de 2011, realizou-se ultrassonografia transvaginal (UTV), que não mostrou anormalidade ginecológica.

Como mantinha queixas de dor pélvica e dispareunia, foi solicitada uma laparoscopia, realizada em fevereiro de 2012. O achado cirúrgico revelou lesão pélvica, aderências e ausência de sinais de endometriose e outras alterações pélvicas. A lise de adesão foi realizada. Depois da cirurgia, o paciente relatou piora da dor pélvica, comprometendo, agora, todo o abdome inferior.

A paciente foi encaminhada ao Serviço de Ortopedia, que excluiu causas ortopédicas para essa dor. Sem melhora das queixas de DP e AP, ela foi encaminhada ao Ambulatório de Sexualidade, em agosto de 2013.

Na queixa inicial, a paciente reclama da mesma sintomatologia: AP associada à DP intensa, com esporádicos episódios de sinusorragia. Refere vida sexual por 12 anos, com primeira relação aos 22 anos. Relata que ela teve três parceiros anteriores, e está com o atual, há 5 anos.

Mantém uma relação sexual duas vezes por semana e sempre apresenta DP. Teve o último relacionamento há 2 dias, apresentando a mesma sintomatologia.

No exame ginecológico, foi encontrada dor difusa em todo abdome inferior, e no toque ginecológico foi verificada a presença de massa na região do istmo cervical na região esquerda, dolorosa à pressão. Apresentou sinal de Matthes positivo no exame, e foi constatada Síndrome da Vagina Curta Relativa decorrente de dispareunia secundária por causa orgânica.

Foi solicitada UTV e orientada para abstinência sexual por 20 dias e uso de anti-inflamatório de 20 mg, duas vezes ao dia, durante 20 dias. Também foi instruída, após o período de abstinência sexual, adotar posições sexuais que impedissem a penetração total do pênis no canal vaginal. Foi pedido para medir o pênis a partir da base do púbis até o final da glande.

Paciente retorna, em novembro de 2013, com UTV, cujo relatório revela a presença de mioma intramural na região ístmica, retroperitoneal, medindo 1,3 × 0,9 × 1,4 cm. Relata que o pênis do companheiro mediu 15 cm. Relata uma melhora acentuada da dor pélvica e ausência de DP, com a mudança das práticas sexuais adotadas. A vagina foi medida, durante o exame especular, com uma régua centimetrada; a marca 0 cm ficou no ponto D de POP-Q, e a marca final da régua ficou na parte externa do orifício vaginal e mediu 11,5 cm. Também, a vagina foi medida completamente esticada, sem trauma, do períneo ao máximo do alongamento, sem mencionar desconforto, com o vaginômetro de Matthes, e mediu 13,7 cm, mostrando uma flexibilidade de 2,2 cm.

As orientações feitas na consulta anterior foram reforçadas, e um modelo, de papel, de 12 cm, foi entregue à paciente para orientar o parceiro, a comparar o pênis ao molde, para penetrar o máximo, sem causar alongamento traumático dos ligamentos.

Foi feito tratamento clínico do mioma, por 6 meses, com análogo da GnRH. A paciente retorna, anualmente no Ambulatório de Sexologia, e na última, em abril de 2017, trouxe UTV, que não verificou a presença de mioma. Ela está assintomática e refere boa qualidade de vida sexual.

Neste relato de caso, descrevemos a DP, em razão de uma causa orgânica e da incompatibilidade de tamanho, pênis-vagina, caracterizando a dispareunia mista. A paciente fizera diversas consultas ginecológicas, exames invasivos e estava sem elucidação diagnóstica, até ser diagnosticada com a SVCR.

Assim, uma nova abordagem foi possível para a paciente, com confirmação deste diagnóstico e tratamento, o que lhe trouxe melhor qualidade de vida.

Além disso, podemos ver, neste caso, a importância da realização da medida do canal vaginal de pacientes, com queixas de dor pélvica e dispareunia, já que, através desta simples medida, podemos direcionar nossa suspeita diagnóstica e fornecer tratamento adequado para os casos que, antes disso, são subtratados.

CONCLUSÃO

Estes casos clínicos ilustram, muito bem, o que se pode fazer para melhorar a qualidade de vida sexual de muitas mulheres, que sofrem de dor na relação sexual. As mulheres, que estão nesta situação, devem discutir com seus ginecologistas a possiblidade de o mesmo problema estar ocorrendo com vocês e assim pedir orientação para praticar sexo sem traumatismo.

Em linha geral, para as mulheres que não estão em condição de fazer uma consulta médica, grosso modo, pode-se dizer que uma penetração de, no máximo, 10 cm, dificilmente ocorrerá um traumatismo no fundo vaginal. Assim este livro está escrito para ajudar todas as mulheres a terem uma vida sexual sem dispareunia de profundidade.

BIBLIOGRAFIA

Ângelo do CSM. Presentation of 03 Case Reports that Help Gynecologists Understand the Deep Dyspareunia. J Gynecol Women's Health. 2018:11(1):55805

O PASSARINHO GRANDE DANIFICA A GAIOLA? A GAIOLA PEQUENA TRAUMATIZA O PASSARINHO?

CAPÍTULO 11

São poucos os relatos de traumatismo vaginal encontrados na literatura, mas é frequente o relato de médicos plantonistas em ambulatórios de urgência, referindo que atenderam casos de traumatismo de fundo vaginal. Particularmente, atendi em um plantão, uma senhora de 45 anos, que entrou no plantão com queixa de hemorragia importante e, no exame ginecológico, foi constatada rotura do fundo vaginal, necessitando de ráfia para hemostasia. Na realidade, neste caso a vagina estava pequena para o parceiro, por isso o pênis foi suficientemente grande para causar o estrago, pois a vagina não distendeu o necessário, para acomodar o pênis, que forçou a vagina, além de sua capacidade máxima de distensão.

O Coordenador do grupo de atendimento às mulheres vítimas de traumas ou abuso sexual do Hospital das Clínicas de São Paulo relata que:

> "As lesões decorrentes do ato sexual podem ocorrer tanto no ato consentido e principalmente naquele sem aquiescência. Nas primeiras relações sexuais habitualmente há rotura himenal, sendo que o ferimento decorrente desta primeira relação entre adultos é conhecido como "ferimento fisiológico do hímen", e frequentemente não requer maiores cuidados, porém em algumas ocasiões pode ocorrer hemorragia importante, em função da extensão dos ferimentos para a vagina e períneo, alterações da coagulação sanguínea e da irrigação local.
> Além das lesões himenais, podem ocorrer com frequência traumatismos da parede retovaginal. São pouco observadas as lesões da parede vesico vaginal, uretra e mesmo do clitóris.
> Existe um tipo particular de rotura vaginal que ocorre na linha de reflexão do fórnice posterior da vagina com o colo, que se apresenta como laceração em forma de arco, decorrente da

penetração do ar durante o coito. Habitualmente neste tipo de rotura de fórnice posterior, a mucosa encontra-se aberta e pode-se visualizar o peritônio íntegro que oscila com os movimentos respiratórios. Em crianças vítimas de estupro, ou quando do uso de instrumentos, podem ocorrer roturas de mucosa e do peritônio pélvico. Certas condições favorecem os traumatismos decorrentes do ato sexual:

- Trofismo vaginal diminuído (mucosa vaginal na infância; puerpério e menopausa).
- Violência na prática sexual.
- Cicatrizes vaginais.
- Uso de instrumentos ou manobras digitais durante a cópula.
- Desproporção entre os órgãos genitais femininos e masculinos.

A resposta para a pergunta: A gaiola pequena traumatiza o passarinho? Pode ser respondida como depende.

Pois se o homem penetrar o pênis na vagina, e encontrar resistência e ficar parado, fazendo um sexo tântrico, com certeza chegará ao orgasmo e sairá muito satisfeito da relação.

Contudo, se estiver em posição por baixo, com a mulher a cavaleiro sobre ele, na posição chamada de ginete (cavaleiro), popularmente conhecida como posição de quebra pau, poderá sofrer microtraumatismos na albugínea, que no futuro poderá causar-lhe a doença de Peyronie ou até mesmo uma fratura peniana.

A fratura peniana ocorre na maioria das vezes durante o intercurso sexual normal em torno de 70%, mas pode ocorrer também durante o sono ou na masturbação, em torno de 15% em cada situação.

A posição sexual de maior periculosidade, pelo menos no Brasil, é a "mulher por cima do parceiro". E por quê? Os motivos são variados e estão relacionados com a intensidade dos movimentos realizados; possível desgaste de uma das camadas do pênis por causa da potência utilizada; curvatura excessiva do órgão fazendo com que ele dobre facilmente; dificuldade de penetração; excesso de peso; falta de lubrificação suficiente ou caminho errado – dificuldade de acertar a passagem no "entra e sai" e bater no períneo, coxa, quadril, vulva, bumbum ou algum outro local, inclusive na vagina curta, sempre havendo uma barreira que impede o pênis de prosseguir.

No *site* Universa UOL verificam-se relatos de homens que sofreram uma fratura peniana.

"Há cerca de dois anos, Matheus*, 34, fraturou o pênis, enquanto transava com sua mulher e por causa da demora em procurar

um médico precisou desembolsar cerca de R$ 1 mil com pomadas, injeções e medicamentos para evitar que o órgão ficasse permanentemente torto. "Estávamos em uma sequência de movimentos com ela por cima e na empolgação, ao levantar o meu quadril também, senti que meu pênis tinha entortado. Rolou uma dor, mas ainda conseguimos continuar. Parecia estar tudo bem, apesar da dor que sentia quando tinha ereção, mas uma semana depois notei um tipo de um caroço do lado esquerdo e resolvi marcar um urologista.

Casos como o de Matheus pedem atenção e devem ser tratados imediatamente ou com um intervalo máximo de 48 horas, garantindo assim a recuperação. "Os resultados de tratamentos clínicos para melhorar a curvatura, por exemplo, são medianos. Na maioria dos casos, a cirurgia peniana é a mais indicada. No entanto, ela precisa ser realizada rapidamente e não posteriormente. Conforme o tempo de espera, o processo inflamatório e de própria cicatrização do corpo acabam impossibilitando a operação", explica o urologista do Hospital Albert Einstein e do Hospital das Clínicas, Leonardo Borges.

"No pronto-socorro, o sangue foi parando naturalmente, afinal, não tinha como costurar. Foi tudo muito constrangedor e desesperador. Achei que fosse morrer sem pinto", lembra o assessor de imprensa, que não precisou passar por uma cirurgia, mas usou medicamentos durante algum tempo. Apesar do órgão masculino não ter ossos, e sim músculos, dependendo da tensão durante a relação sexual, pode ocorrer o rompimento da túnica albugínea – corpos cavernosos responsáveis pelo revestimento do aparelho sexual. "É como se fosse uma bexiga estourando, provocando a rotura de uma estrutura e ocorrendo o extravasamento de sangue", explica Leonardo Borges.

A Revista do Colégio Brasileiro de Cirurgiões publicou no volume 31, número 5, de outubro de 2004, o artigo: Fratura de pênis, que escreve:

"A fratura de pênis é uma afecção pouco usual nos serviços de urgência de urologia, mas não rara. Grande parte desses pacientes é atendida em caráter de urgência, ou seja, no momento do trauma. Provavelmente, o número de casos não notificados é maior, por causa da vergonha, falta de orientação, ou situações comprometedoras! Na maioria dos casos ocorre *durante o intercurso sexual com a parceira em posição sobre o parceiro, quando existe uma força física maior sobre a base do pênis, ou então quando durante a penetração o pênis sai da vagina e em seu retorno não encontra o orifício vaginal. Muitos pacientes informam ouvir um estalido da fratura no momento da lesão. A fratura peniana pode ocorrer, também, conforme relato de pacientes, durante a masturbação ou rolling on the bed, quando o paciente na fase REM (rapid eye moviment) do sono, entra em ereção peniana e rola na cama sobre o pênis, ocasionando o traumatismo. O aumento da pressão em qualquer ponto da túnica albugínea, fragilizada pela diminuição da sua espessura decorrente do estado de ereção, é apontado como a causa da fratura. Pode-se concluir, portanto, que todos os homens, teoricamente, estão sujeitos a esse tipo de trauma".*

Portanto, não é a vagina pequena que traumatiza o pênis e sim como o pênis penetra na vagina e qual anteparo encontrará, por isso, o homem sempre deve saber o quanto e com que força deve penetrar a vagina de uma mulher para evitar a surpresa de uma fratura peniana.

BIBLIOGRAFIA

Serra A. Homens relatam casos de fratura peniana durante sexo: "Achei que ia morrer". UOL 2017. Disponível em: https://www.uol.com.br/universa/noticias/redacao/2017/10/20/homens-relatam-casos-de-fratura-peniana-durante-sexo-achei-que-ia-morrer.htm

CAPÍTULO 12
PRECISO TROCAR DE PASSARINHO PARA NÃO ESTRAGAR A MINHA GAIOLA?

A mulher, que entendeu que a dor sentida na relação sexual está relacionada com o pênis de seu companheiro, não precisa acabar o relacionamento, se este vale a pena. Todos devemos entender que relação sexual não significa pênis dentro da vagina.

No *site* Wikipedia verifica-se que:

> "Relação sexual se refere a uma ampla variedade de comportamentos entre indivíduos voltados para a obtenção de prazer erótico de pelo menos um dos membros envolvidos independente de haver penetração, orgasmo e fins reprodutivos. Para isso é feita a estimulação de uma ou mais zonas erógenas, como seios, vagina e pênis."

E isto é verdadeiro, está correto. Portanto, quando há dor na relação sexual, o importante é descobrir a causa e quando está definido que a dor é de profundidade, precisa-se saber se a mulher não está com uma causa que é orgânica, como, por exemplo, focos de endometriose no fundo vaginal ou outras causas, que apresentam dor, quando tocados.

Quando se detecta causa orgânica, trocar de parceiro não resolverá o problema da dor, mas sim, eliminar a causa orgânica ou evitar o toque do pênis na profundidade, e isto pode ser feito com o mesmo parceiro. A consulta com o ginecologista em casos de dispareunia é obrigatória para se definir a causa da dor.

Quando é possível resolver a causa orgânica, muito melhor, pois o casal pode retomar a sua atividade sexual habitual, contudo quando é por uma incompatibilidade de tamanho, novas práticas sexuais devem ser introduzidas.

Se o casal estiver no começo do relacionamento e for constatado que o pênis é verdadeiramente longo e força o fundo da vagina, havendo consciência deste fato pela mulher, uma conversa franca deve ser feita pelo casal. Não há necessidade de abandonar o relacionamento.

Idealmente, a mulher deveria medir a capacidade de distensibilidade da sua vagina, portanto, de conhecer a medida da vagina distendida ou simplesmente verificar com o parceiro o tamanho do pênis dentro da sua vagina sem causar desconforto ou ainda podemos afirmar que, sem medir a vagina, a penetração de 10 centímetros de pênis, dificilmente, irá distender qualquer vagina e, portanto, o parceiro, de comum acordo, deve adotar práticas sexuais, que não irão distender a vagina.

Uma delas é manter a relação sexual com a mulher de pernas fechadas, deitado de barriga para cima ou variando de barriga para baixo, obrigando o parceiro colocar suas pernas abertas sobre as pernas da mulher; isto faz com que aumente a distância da base do pênis com a entrada da vagina em torno de 10 cm, o que faz com que haja uma penetração do pênis somente do que estiver além de 10 cm da base; assim se um pênis medir 20 cm, nestas posições só penetrará no máximo 10 cm.

Outra solução é o companheiro conhecer o tamanho de 10 cm da cabeça do pênis (glande) para a base e somente penetrar este tamanho; é uma prática mais difícil, pois requer muita concentração do parceiro, que nem sempre consegue se conter durante o "vai e vem", pois instintivamente quer enfiar "tudo" dentro da vagina.

Outras práticas implicam em outros comportamentos sexuais, como masturbação mútua, sexo anal e sexo oral, sempre em consenso dos parceiros, pois no relacionamento o respeito é fundamental para o sucesso.

Quando a dor na relação aparece após algum tempo de vida sexual, em que não havia dor no fundo da vagina, durante o coito e agora apareceu a dor e pode estar se agravando, deve-se tentar encontrar alguma causa, que está ocasionando este problema. É muito comum ocorrer este fato com casais cujas mulheres estão com deficiência hormonal por uso de medicamentos antineoplásicos ou pelo climatério e mais frequentemente na menopausa, por causa da atrofia vaginal causada pela deprivação hormonal.

Estas mulheres necessitam de melhorar o trofismo e de hidratação vaginal, além de aumentar a frequência das penetrações intravaginais, pois é sabido que quanto mais se usa, mais elástica fica.

Contudo é importante também dizer que se o casal concordar, pode fazer uso de outras práticas sexuais diferentemente da penetração, que devem ser usadas, como a masturbação mútua ou mesmo não praticar atividade sexual desde que o casal esteja bem, sem cobrança de nenhum dos parceiros.

Assim, para o casal que tem boa convivência, respeito mútuo, não há necessidade de se trocar o passarinho para não estragar a gaiola, basta simplesmente saber usá-la adequadamente. Aqui vão algumas dicas para ajudar o casal transar, sem traumatismos.

Encontramos, para os homens, orientações corretas e necessárias no *site* Forum Saúde: "Como posso excitar uma mulher sem a penetrar?"

> 1. Abrace-a por trás... mas, com carinho, beije sua nuca, diga-lhe que ela é maravilhosa, enquanto isso, vai passando a mão devagar sob o corpo, na ponta dos mamilos e na vulva, mas não pode ser bruto... tem que ter carinho com ela... depois disso... faça um oral nela... com certeza, ela vai adorar.
> 2. O sexo oral, o toque, a masturbação direta e a estimulação dos seios são as quatro melhores formas de excitar uma mulher, sem a penetrar. Este quarteto de estratégias servirá para enlouquecer sua parceira sem a necessidade de usar a penetração.
> 3. É simples... basta beijar os seus mamilos loucamente, a boca, as orelhas e ver-lhe-á delirar.
> 4. Faça assim: comece conversando palavras doces no ouvido dela, depois vai beijando da barriga até o pescoço, aí você beija de língua, como louco, aí meu amigo, ela vai estar fervendo, pronta para lhe receber.
> 5. A língua pode fazer coisas que elas adoram.

BIBLIOGRAFIA

Wikipedia. Sexo. Disponível em: https://pt.wikipedia.org/wiki/Sexo
Forum Saúde. Preliminares. Disponível em: http://forum.saude.doutissima.com.br/doutissima/Sexualidade/Preliminares/excitar-mulher-penetrar-topico_756_1.htm

CAPÍTULO 13
COMO COLOCAR UM PASSARINHO NA MINHA GAIOLA. POSIÇÕES PARA EVITAR TRAUMATISMO NO FUNDO DA VAGINA

Embora muitos problemas que levem **a uma sensação** de vagina pequena não estão relacionados com o tamanho dela, e sim com condições subjacentes, certas posições sexuais podem facilitar a penetração e tornar o sexo mais agravável.

Quando a mulher fica por cima, consegue **controlar a penetração** e o ritmo da relação, facilitando e fazendo com que se sinta mais confortável.

Além disso, a lubrificação é fundamental para que as coisas aconteçam com mais naturalidade – dê importância a esse item, e não descarte até mesmo o uso de **um lubrificante** para tornar as coisas mais agradáveis para você e seu parceiro.

Além disso, quando a mulher **deita de lado**, consegue ter um pouco de controle sobre a situação. Nessa posição, a profundidade da penetração diminui e ela certamente ficará menos dolorosa.

Mesmo com todas essas dicas de sexo, é bastante recomendável que você **procure um médico** de sua confiança para conversar sobre eventuais problemas de penetração. Ele poderá examiná-la e dar sugestões mais específicas para o seu caso.

Há *sites*, que apresentam posições sexuais para diversos gostos, além de orientações, com as quais concordo e recomendo que sejam visitados.

- Revista Az. Disponível em: https://revistaaz.com.br/17-posicoes-sexuais-para-enlouquecer-um-homem-na-cama.html.
- Tão Feminino. Disponível em: https://www.taofeminino.com.br/comportamento/album948831/as-100-melhores-posicoes-sexuais-do-kama-sutra-0.html#p1.

Vamos, agora, transcrever algumas posições, que dão muito prazer sem causar danos e dor:

a) Para estocadas profundas prefira face a face, homem em cima, a mulher com as pernas nos seus ombros ou em volta de seu pescoço, a megaevolução do famoso frango assado, essa você sentirá bem fundo. Você precisa ter cuidado, porque o pau pode atingir o colo do útero e os ovários e causar dor.
b) A próxima é uma das posições mais eróticas. Vai precisar de uma cadeira ou de um banco. A cadeira deve ser firme e robusta, com suporte para as costas e sem apoio de braços. Coloque-a encostada a uma prateleira ou contra a parede. A mulher sobe para a cadeira e agacha-se. Enquanto o faz, deve agarrar-se à prateleira ou encostar-se à parede. Depois a mulher projeta o traseiro para trás, de forma a que o homem a consiga penetrar em pé. Esta posição potencia sexo fogoso e desenfreado, penetração profunda e um prazer realmente selvagem.
c) De todas as posições do Kama Sutra há uma que claramente convida a penetrações muito intensas: a profunda. O ângulo em que o homem penetra a rapariga permite que o pênis entre completamente, produzindo uma sensação de fricção e permite desfrutar de muito prazer, enquanto ela pode acariciar os glúteos dele, ou tocar ou beijar numa pausa. No entanto, não se recomenda esta posição se o rapaz tiver um pênis grande, pois poderia prejudicar a sua parceira.
d) Não há dúvida nenhuma, que o **cachorrinho** é a posição sexual para penetrar vaginalmente por detrás mais popular. Aqui o ritmo da penetração depende de ambos, mas no geral a euforia e a excitação do momento convidam a uma penetração mais profunda e muito excitante. Recomenda-se novamente a discrição no caso de pênis grandes, pois a rapariga pode ter muita dor se se exercer uma penetração forte e profunda nesta posição.
e) A de "4" permite uma penetração mais profunda, normalmente é a posição preferida dos homens por dar a sensação de sexo selvagem e ter uma visão melhor do ato sexual. E apesar da penetração ser profunda as mulheres também gostam dessa posição, porque os músculos se retraem mais ,e seu útero se desloca para dentro, portanto, ela sente menos dor.
f) O homem senta nos pés da cama e deita, e a mulher vem e senta no cara de costas para ele. É a posição que penetra mais profundo.
g) O homem deitado e a mulher sentada de frente para ele é uma posição que proporciona uma penetração mais profunda, e os dois podem controlar o ritmo.
h) Eu acho que a mulher por cima. Além da penetração mais profunda, a gente pode controlar o "galope".

i) FRANGO ASSADO, SEM DÚVIDA!!!!! Ficam só as bolinhas nas bordas.

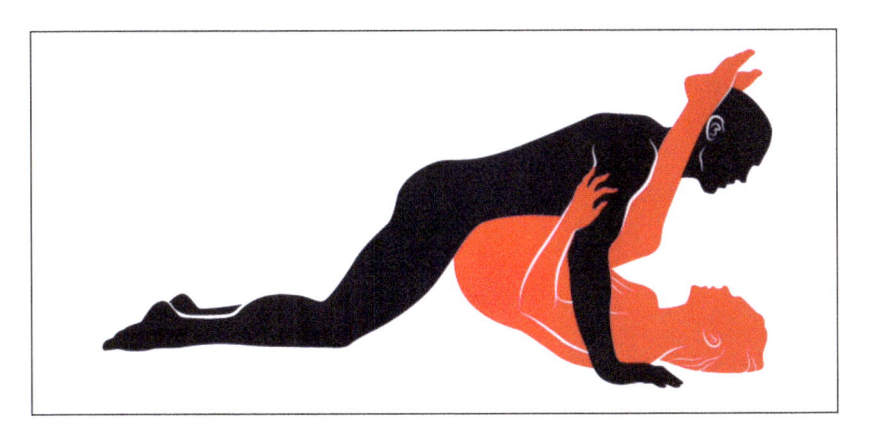

MELHORES POSIÇÕES DE ACORDO COM O TIPO DE PÊNIS
1. Pequeno
A melhor opção para pênis pequeno é investir em posições em que o *boy* fique no comando e tenha espaço para inseri-lo até o fim. A dica é fazer de quatro, de ladinho ou frango assado – as pernas da mulher não o impedem de penetrar até o final.

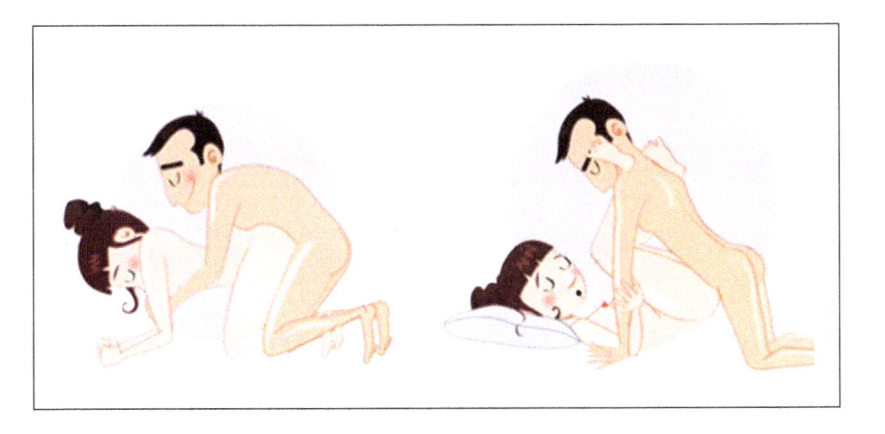

2. Grande

Independente de ser fino ou grosso, o comprimento do pênis muitas vezes pode machucar a mulher. Então a melhor coisa a ser feita é ela ficar no comando, assim poderá controlar a profundidade e o ritmo com que ele penetra na vagina. As melhores posições para esse caso é a mulher por cima, investindo em movimentos circulares até se acostumar com o tamanho.

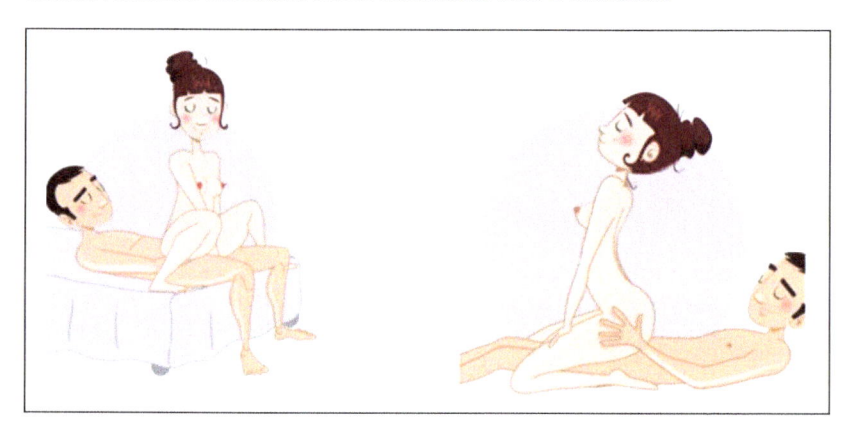

3. Grosso

Muitas mulheres sentem desconforto na hora de ter relações sexuais com homens de pênis muito grosso. A dica, além de relaxar, é não ter vergonha de usar lubrificantes para facilitar a penetração. Em relação às posições, quanto mais aberta estiver a sua perna, menos doloroso será.

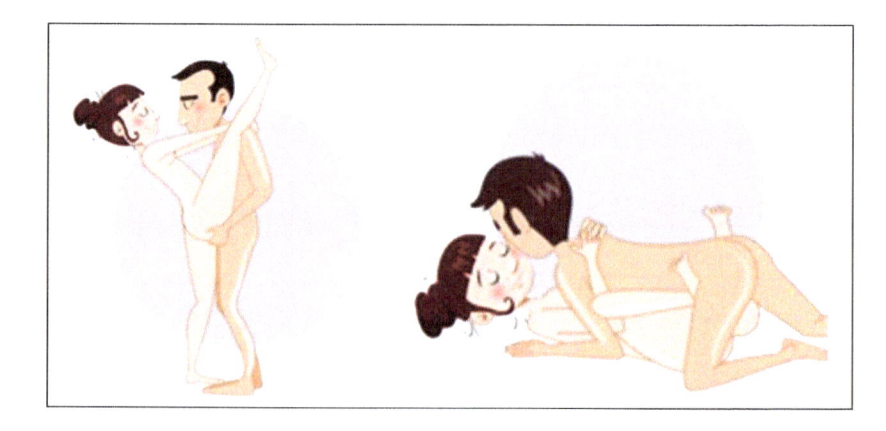

4. Fino
O grande problema de pênis finos é que no começo da relação sexual não faz muita diferença, mas conforme a vagina da mulher vai ficando lubrificada, ela vai dilatando e para de sentir prazer. A dica é usar e abusar de posições com a perna fechada, com isso a vagina fica mais apertada, e o prazer é garantido.

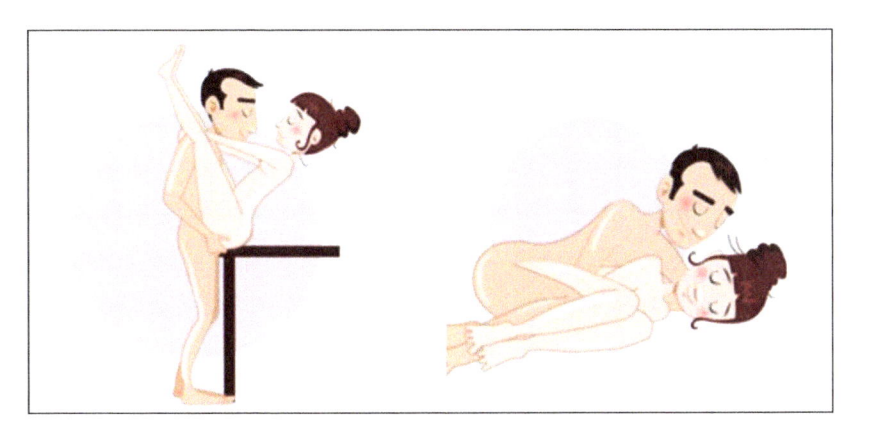

5. Torto
Tome muito cuidado quando o pênis do companheiro for torto, seja ele para cima, para o lado ou para baixo, pois eles tendem a lesionar o interior da vagina se penetrados de maneira errada. É sempre bom começar com calma e investir em posições em que a mulher fique inclinada para o lado em que o pênis do *boy* é torto.

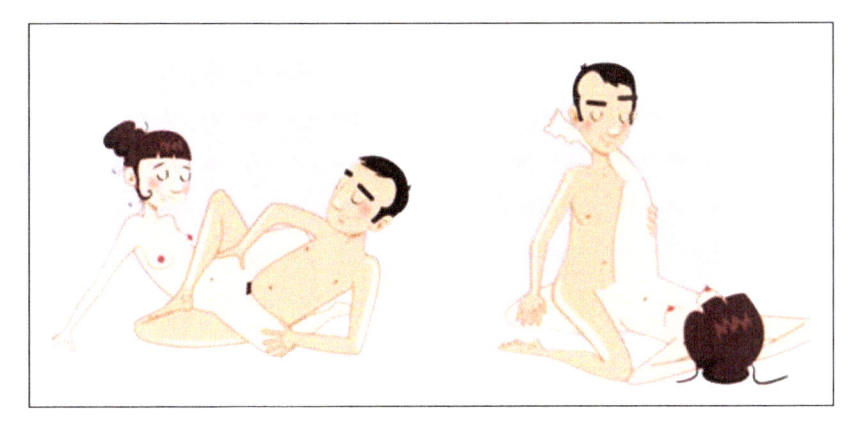

QUAIS OS CUIDADOS QUE DEVO TER COM MINHA GAIOLA? SERÁ QUE O SEU PASSARINHO CABE NA MINHA GAIOLA?

CAPÍTULO 14

É uma pergunta feita pela dona da gaiola e deveria ser uma pergunta obrigatória para toda mulher, que vai ser penetrada por qualquer coisa e que deseja ter uma vida sexual prazerosa, sem dor, que verdadeiramente deseja curtir o ato sexual, para ter e dar prazer.

É importante que antes da penetração de qualquer objeto dentro da vagina, a mulher faça a seguinte indagação: esse objeto, pênis etc., pode ferir-me? Eu posso feri-lo? Caso haja qualquer dúvida, deve ter uma conversa franca com o parceiro (homem ou mulher) para discutir as estratégias de penetração, como uso de lubrificantes, a força colocada na introdução, a profundidade a ser preenchida. Após a primeira vez ou habituada com esta prática (pênis, objeto), estará livre para sentir as sensações mágicas de um sexo verdadeiramente prazeroso.

No caso de uma relação com homem é muito interessante que a mulher avalie adequadamente o pênis do companheiro, tentando medir o comprimento do pênis ereto, para isso, deve ter noção do quanto mede a palma da sua mão.

A mulher deve segurar o pênis, desde a sua implantação no púbis, osso da bacia, deixando a glande (cabeça do pênis) para fora; conhecedora da medida da sua palma da mão, deve acrescentar mais 4 centímetros, para deduzir o tamanho do pênis do parceiro.

Assim, uma mulher cuja palma da mão mede 10 cm, estará transando com um companheiro com pênis de 14 cm, se a glande ficar totalmente fora da palma da mão, encostando na parte externa da palma da mão e poderá deduzir para mais, se a glande estiver longe da palma da mão ou para menos se a glande for coberta totalmente ou parcialmente pela palma da mão.

Com essa noção de medida aproximada do pênis, qualquer mulher pode controlar o quanto pode permitir que um pênis a penetre.

A vagina medida no exame realizado pelo ginecologista, portanto, com espéculo, varia de 8 a 13 cm, portanto 10 cm ± 3 cm, e a vagina em extensão máxima mede 13 cm ± 3 cm. Pode-se afirmar que uma vagina em sua máxima distensão atinge 16 cm.

A mulher sabendo destas medidas deve evitar que pênis acima de 15 cm penetrem-na totalmente e para isso deve buscar mecanismos que impeçam a penetração total do pênis. Não há necessidade de se evitar a relação sexual com homens de pênis avantajados, maiores de 15 cm, há necessidade, sim, de conversar com este homem, sentir que você pode confiar nele, saber que ele é capaz de controlar a profundidade da penetração e repetir o ato sexual, quando realmente você encontrou um parceiro compreensivo e cavalheiro, mas independente do parceiro, você pode usar estas dicas para impedir uma penetração completa do pênis de homens de pênis grande.

A primeira é segurar o pênis, na sua base, e orientar a penetração, sempre segurando o pênis, e permitindo que ele entre, até sua mão encostar na sua vulva, pois se a palma da sua mãe medir 10 cm, mesmo que ele tenha um pênis de 20 cm, ele só a penetrará, 10 cm, que é a medida da vagina sem distensão, da maioria das mulheres, e por isso é muito provável que você não sofrerá traumatismo e nem dor.

A segunda é transar sempre de pernas fechadas, podendo variar com a posição, seu abdome para baixo, portanto o companheiro estará com a barriga dele nas suas costas ou você está deitada com a barriga para cima e o companheiro está com a barriga encostada na sua; nesta condição há uma distância de aproximadamente 10 cm para o pênis atingir o óstio vaginal e vai penetrar, somente, 10 cm, mesmo que tiver um pênis de 20 cm ou mais.

A terceira tem a mesma finalidade e consiste em manter a perna de baixo esticada, e a perna anterior encolhida, o que também aumentará a distância para atingir o óstio vaginal.

A quarta orientação é para sempre deixar ocorrer a penetração com a vagina muito lubrificada, pela própria excitação ou por um lubrificante externo, particularmente, oriento que, para toda mulher independentemente de ficar excitada, passe muito gel lubrificante na entrada e dentro da vagina e, caso o parceiro reclame, dê-lhe uma boa explicação das vantagens de estar bem molhadinha na hora da penetração.

Para aproveitar o máximo da relação sexual, a mulher deve ter cuidados com sua vagina, tal qual toma cuidado com a pele de seu rosto e de seu corpo, pois a vagina da mulher, diferentemente, de outras mucosas e da pele, está em mudança constante, do ponto de vista histológico, durante as diversas fases do ciclo menstrual, na gravidez, no pós-parto, no uso de hormônios e na menopausa; indicando estar mais ou menos receptiva ou favorecida para uma penetração.

Após a menstruação, a vagina entra na fase estrogênica, que só começa a ter camadas de células suficientes, para um bom trofismo, a partir do 8º dia do ciclo, sendo o 1º dia o dia que iniciou a menstruação, isso indica que como cuidado, até o 10º dia, a mulher deve ajudar sua vagina com hidratantes e usar lubrificantes na hora da relação.

A vagina ideal para ser penetrada é a vagina trófica, que tem maior camada de células e que está mais umedecida, lubrificada, é a vagina da fase ovulatória da mulher, em torno do 14º dia do ciclo, mas que está mais propícia para ficar grávida, por isso precisa de método anticoncepcional, se não deseja uma gestação. Nesta fase, para a maioria das mulheres, não há necessidade do uso de lubrificantes.

Após a fase ovulatória vem a fase progestacional, que se caracteriza por um bom trofismo associado a uma flora mais predominante de bacilos de Döderlein, que altera o odor e sabor do fluido vaginal, mas que favorece a relação sexual, sem o risco da gestação. Algumas mulheres, por problemas intestinais, uso de medicamentos, diabetes, podem ter menos produção de lactobacilos e podem-se beneficiar com substâncias medicamentosas que restauram a flora e o pH vaginal, que idealmente sempre deve estar entre 3,5 a 4,5.

Lembrar que a vagina durante a gestação está mais embebida, aveludada, é a fase gravídica da vagina, que também favorece a relação sexual. Caso não tenha contraindicação obstétrica, o sexo pode ser vivenciado durante toda a gestação, tomando cuidado para não adquirir infecções sexuais e nem desencadear um parto prematuro, e para isso é aconselhado, relações sexuais com uso de preservativo, que, após 38 semanas, pode ser dispensado, para amadurecer o colo do útero, pela ação da prostaglandina do sêmen do companheiro.

Durante a lactação, a vagina tem uma ação da prolactina, com pouca ação de estrogênios, o que caracteriza uma fase lactacional, que é muito semelhante à fase menopáusica e que requer cuidados especiais para as vaginas atróficas, cujos cuidados são explicitados a seguir.

A quinta orientação é para as mulheres, que fazem tratamento de câncer e usam medicamentos quimioterápicos e/ou antiestrogênicos, e/ou para mulheres que estão com a síndrome geniturinária da menopausa e, também, para mulheres que apresentam pouca frequência de relações sexuais e que, por conseguinte, apresentam a vagina encurtada, pouco trófica e com baixa elasticidade, e para isso é necessário uso de medicamentos, que melhorem a hidratação e o trofismo vaginal, o que também é conseguido com aplicações de *laserterapia*, bem como muito lubrificante na hora da relação.

Para todas as fases hormonais da vagina, o cuidado higiênico sempre deve ser o mesmo; lavar a vulva e o óstio vaginal, entrada da vagina, com água e sabão neutro e fazer um enxágue com produtos de higiene íntima com pH de 3,5 a 4,5. Eventualmente pode fazer uso de secador, caso a vulva esteja muito molhada.

Sexta dica é para a mulher controlar a penetração e o ritmo da relação, ficando por cima do companheiro, praticamente sentada com o pênis dentro da vagina, sentindo o quanto deve ser penetrada, pois ela é que comanda a penetração.

Uma última dica é para não aproveitar a consulta ginecológica de rotina para fazer queixas sexuais; procure marcar consulta com o ginecologista, especificamente, para que possa examiná-la, se for necessário, e que também faça sexologia, pelo menos uma vez ao ano, para uma conversa franca sobre todas as suas queixas sexuais; seja franca com seu ginecologista, diga-lhe que marcou a consulta exclusivamente para resolver suas queixas sexuais.

ABORDAGEM ATUAL DA DOR NA RELAÇÃO SEXUAL

CAPÍTULO 15

Fui convidado para apresentar o tema: *Abordagem atual da dor na relação sexual (dispareunia)*, na Mesa redonda: Sexualidade Feminina, como atividade do XVII Congresso Brasileiro de Sexualidade Humana (XVII CBSH), que aconteceu na cidade de Natal/RN, de 12 a 14 de setembro de 2019, e cujo o tema foi publicado na Revista Brasileira de Sexualidade Humana 30(2) de 2019.

O tema é de suma importância para ginecologistas e sexólogos e, por sua relevância e atualização, achei por bem inseri-lo neste livro, embora tenha todo o caráter científico de uma publicação, acredito que tanto as mulheres quanto os homens leitores encontrarão algum aprendizado e ajuda para vivenciarem uma vida sexual, com menos dor, se assim o desejarem.

ABORDAGEM ATUAL DA DOR NA RELAÇÃO SEXUAL (DISPAREUNIA)

A dor pélvica acomete 30% das mulheres na menacme com vida sexual ativa e, destas, 50% relatam dispareunia. Infelizmente, ainda hoje, muitos profissionais não lidam adequadamente com essa queixa e, por isso, muitas mulheres padecem desse problema. O objetivo do nosso trabalho é mostrar claramente como deve ser abordagem atual dessa condição médica para melhorar a qualidade de vida das mulheres, que sofrem desse problema. Primeiramente, conceitos errôneos e antigos devem ser modificados e atualizados, sendo o primeiro a definição de dispareunia, que deve ser entendida como a dor sentida, exclusivamente, durante a relação sexual, pois a dor sentida, antes da relação, deve ser entendida como dor pélvica de causa psicológica ou de dor pélvica de causa orgânica, e a dor sentida, após a relação, sempre, deve ser entendida como dor pélvica de causa orgânica. O segundo conceito a ser modificado é a definição de dispareunia primária, que deve ser entendida como a dor sentida decorrente do ato sexual pela desproporção do pênis com a vagina. O terceiro conceito a ser alterado é a definição de dispareunia secundária, que deve ser entendida como a dor decorrente de uma causa orgânica definida, por exemplo, endometriose. Deve-se acrescentar a definição de dispareunia mista, que é a existência de dispareunias primária e secundária, ocorrendo concomitantes. A definição de dispareunia superficial ou de entrada e a definição de dispareunia de profundidade devem ser mantidas como sempre foram entendidas, isto é: a primeira é dor sentida na entrada da vagina, portanto o vaginismo também é uma dispareunia superficial; e a última é a dor sentida no fundo da vagina. Secundariamente, diante desses novos conceitos, deve-se introduzir nova sistemática de abordagem da dor pélvica e da dispareunia para solução desse grave problema. Os profissionais que atendem mulheres com queixas de dispareunia, sabendo abordar o problema adequadamente, poderão beneficiar suas pacientes para que tenham melhor qualidade de vida sexual.

INTRODUÇÃO

A dor pélvica está presente em 30% das pacientes com queixas ginecológicas e, destas, 50% apresentam dispareunia, conforme levantamento de dados estatísticos do Ambulatório de Ginecologia Geral do Hospital Eletro Bonini, da Universidade de Ribeirão Preto, compatíveis com os da revisão bibliográfica de Abdo e Oliveira Júnior (2002), que mostraram prevalência estimada de dispareunia variando de 14,4% a 18%, com a confirmação de Abdo (2004) de que, no Brasil, 17,8% das mulheres referem dor na relação sexual.

Recentemente, foi publicada uma revisão clínica, que avaliou a dor sexual feminina cuja conclusão dos autores, Sorensen e colaboradores (2018), foi perfeita: "Apesar da prevalência e do impacto da dispareunia, muitas mulheres não procuram atendimento. As mulheres com dispareunia muitas vezes sofrem em silêncio e sentem que sua dor não foi valorizada ou validada pelos profissionais". Isto confirma o relato de Gerin (2008), que observou que: *"Muitas mulheres ainda se submetem à prática sexual sem vontade, na presença da dor, para satisfazer o parceiro e cumprir o seu dever de esposa, além de demonstrarem desconhecer a etiologia da dor, que, embora descrevessem como uma dorzinha fraca, que incomoda, na realidade se apresentou como uma dor de grande intensidade, geradora de sofrimento intenso, o que reforçou a possibilidade de desqualificação da dor, como se sua presença fosse normal e esperado à mulher. Também demonstraram que os fatores não orgânicos, como a educação recebida e o relacionamento com o parceiro, apresentaram uma forte influência no desenvolvimento e manutenção da dispareunia, sem encontrar formas de resolver o problema".*

Pode-se afirmar que *"sem encontrar formas de resolver o problema"* ocorre porque os profissionais, que atendem mulheres com essa queixa, ainda desconhecem o real mecanismo da dor sexual feminina, misturam e confundem diferentes condições, uma vez que ainda não entenderam o que Binik (2010) afirma corretamente: *"parece altamente provável que existam diferentes síndromes de dispareunia".* Isso é verdadeiro, pois a dor que é sentida na penetração, na vulva e/ou no óstio vaginal, cuja definição é dispareunia superficial, tem causa totalmente diferente da dor sentida na profundidade da vagina e que caracteriza a dispareunia de profundidade, que tem como causa, exclusiva, Síndrome da Vagina Curta Relativa (SVCR), descrita por Matthes e colaboradores (2012).

O não entendimento dessas síndromes distintas causa grande confusão na abordagem e tratamento das pacientes, com essas queixas, por isso é fundamental que haja definições corretas para individualização de cada queixa.

OBJETIVO

O objetivo do nosso trabalho é mostrar claramente como deve ser abordagem atual dessa condição médica para melhorar a qualidade de vida das mulheres, que sofrem desse problema. Para isso, é necessário ter definições precisas das variáveis que compõem o Transtorno Sexual Doloroso (TSD) feminino, que, segundo Boardman e Stockdale (2009) e Brauer e colaboradores (2014), é uma condição altamente prevalente e acarreta grande impacto negativo, na qualidade de vida das mulheres, acometidas e de sua parceria sexual. Estão inclusos nesse grupo a dispareunia (superficial e profunda), o vaginismo e o transtorno sexual doloroso não coital.

CONCEITOS DE DISPAREUNIA E USO INADEQUADO DOS TERMOS

O antigo conceito genérico de dispareunia que, ainda hoje, é relatado por Sorensen e colaboradores (2018), que escrevem: *"Esta definição inclui desconforto recorrente ou persistente que ocorre antes, durante ou após o coito"* está errado e deve ser abandonado. O conceito atual deve ser o referido por Matthes e colaboradores (2016), que afirmam: *"dispareunia é a dor sentida, exclusivamente, durante o ato sexual"*, concordando com Basson (2013): *"É a dor durante a tentativa de penetração vaginal ou durante a penetração vaginal completa"*, mas discordando quando afirma que pode ocorrer no pós-coito: *"A dispareunia pode ocorrer no momento da penetração (superficial/de introito), na penetração profunda, com o movimento peniano ou no pós-coito"*. Como Matthes e Zucca-Matthes (2016) afirmam: *"a dor pélvica crônica, depressão e ansiedade são consequências da dispareunia e não causa, pois virgens com estes sintomas, nunca têm dispareunia"*.

A dor, que uma mulher sente antes e depois do coito é considerada dor pélvica, e nunca dor sexual. A dor pélvica pode ter causas orgânicas e não orgânicas, como as psicossociais, e podem ser concomitantes e agravadas pela relação sexual ou serem totalmente independentes do ato sexual.

A dor relatada antes do relacionamento sexual é a mesma, que se verifica, em indivíduos, que gritam de dor quando tomam uma injeção, simplesmente, ouvindo que lhes será aplicada uma injeção ou, simplesmente, vendo a injeção, sem que se tenha tido nenhum contato físico, ou seja, injetado a agulha. Por essa razão, nunca diremos que uma injeção dói antes, durante e depois de ser aplicada.

Essa causa de dor, antes da relação, sem contato físico sexual, tem como causa fatores psicológicos, que poderiam ocorrer "*em uma jovem de 17 anos que, depois de passar anos ouvindo a mãe repetir, por diversas vezes, que relação sexual é ruim e dolorosa, dizia que não tinha desejo de iniciar sua vida sexual*" e, por isso, se afastava dos homens, conforme relato de Gerin (2008).

Por outro lado, a dor pós-coital, que permanece após a relação sexual, é dor pélvica, e não dispareunia, e sempre tem uma causa orgânica, exceto, se já existe dor pélvica, antes do ato sexual. No ato sexual, há um aporte de volume sanguíneo para a região pélvica, que pode permanecer como congestão pélvica e causar dor, principalmente em pacientes com varizes pélvicas. Também a penetração de algo estranho, ao corpo da mulher, pode ser responsável pela dor, que é sentida após a relação sexual, do mesmo modo que ocorre com a dor, que permanece na região, em que foi aplicada uma injeção, e que tem como causa o trauma deixado pela agulha, que cortou o músculo ou pela distensão do líquido injetado, mas não é mais dor da injeção em si, pois, se não tivesse tido a aplicação, não haveria dor no local referido.

A segunda confusão é discutir condições médicas diferentes, como problemas iguais, como se verifica no relato de Brasil e Abdo (2016): "*dispareunia pode existir em decorrência de mais de uma condição, como endometriose e cistite intersticial*", que são exemplos típicos de dispareunia de profundidade de causa secundária sendo discutido, genericamente, como dispareunia. Por isso, deve-se, sempre, explicitar do que se está falando, por exemplo, de DS, comum no vaginismo, na vulvodinia, e de dispareunia de profundidade, como relatado por Brasil e Abdo (2016) e que, segundo Sorensen e colaboradores (2018),"*são frequentemente usadas de forma intercambiável, porém são condições distintas, que requerem diferentes abordagens e tratamentos*". Portanto, cada uma deve ter uma revisão clínica independente.

A terceira confusão está na definição errada de dispareunias primária e secundária, ainda usada, nos dias atuais, como descrito por Sorensen e colaboradores (2018): "*a dispareunia primária ocorre na primeira relação sexual, e a dispareunia secundária ocorre após, algum tempo, sem intercurso sem dor*". Essas definições estão totalmente equivocadas, como vemos na definição da Wikipédia: "*Doença primária ou causa primária é um termo da saúde para as doenças que surgem espontaneamente, sem ter associação a, ou ser causada por outra doença.*"

O entendimento correto é: dispareunia primária é definida como dor durante o coito, sem causa orgânica, com a dor ocorrendo, exclusivamente, por causa da incompatibilidade, entre o tamanho do pênis ou o que penetra e o tamanho da vagina, em condições superficiais e profundas.

A dispareunia primária está diretamente relacionada com o objeto, que está penetrando a vagina, por isso, sempre, ocorrerá dor com o mesmo companheiro, em condições idênticas de atividade sexual. Como afirma Basson (2013): "*o tamanho do pênis e a profundidade da penetração influenciam a presença e a gravidade dos sintomas*", entendendo que o órgão sexual é, *per si*, o fator causal da dor sentida durante a relação sexual. Por isso, pode haver relação sem dor, se o que a penetra tem dimensões reduzidas, em relação ao que lhe causa dor, como apresentado na SVCR.

Por outro lado, a dispareunia secundária, diferentemente da primária, sempre tem uma causa orgânica e, por isso, independe da dimensão do que penetra na vagina, pois, conforme Basson (2013), além de poder se agravar com a incompatibilidade de tamanho, pode ocorrer no momento da penetração (superficial/de introito) e/ou na penetração profunda, em razão do movimento sexual peniano e/ou dos órgãos internos acometidos de alguma patologia, como as doenças inflamatórias pélvicas, os tecidos pélvicos com endometriose, tumores pélvicos, que são as causas das dores sentidas durante a relação.

Uma mulher pode ter dispareunia primária, exclusivamente, quando não apresenta nenhuma causa pélvica orgânica, e a dor sentida durante a relação é causada por estiramento máximo dos ligamentos e tecidos vaginais, mesmo que seja após muitos anos de atividade sexual.

Também pode ter dispareunia secundária, exclusivamente, quando apresenta qualquer causa pélvica orgânica, que causa dor ao toque ou à movimentação, e o órgão sexual, que a penetra, é insuficiente para causar uma distensão vaginal, mesmo que seja na primeira relação sexual.

Por outro lado, pode ter dispareunias primária e secundária ao mesmo tempo, portanto, dispareunia mista, quando apresenta qualquer causa pélvica orgânica, que causa dor ao toque ou à movimentação, e o órgão sexual que a penetra é suficiente para causar uma distensão vaginal traumática.

Para esclarecer, por exemplo: se uma viúva, que sentia dispareunia no primeiro casamento, casa-se, novamente, após cinco anos e ainda continua sentindo dor durante a relação sexual, ela deve ser diagnosticada como portadora de dispareunia primária, se a causa da dor for exclusiva da incompatibilidade do pênis com a vagina, e secundária se, presentemente, apresentar atrofia vaginal ou outra causa orgânica. Lembrando que a secundária pode ser mista também.

A definição de dispareunia superficial ou de entrada e a definição de dispareunia de profundidade devem ser mantidas como sempre foram entendidas, isto é: a primeira (DS) é a dor sentida na entrada da vagina, portanto, o vaginismo é uma causa de dispareunia superficial, e a última (DP), como a dor sentida, no fundo da vagina. Secundariamente, diante desses novos conceitos, deve-se introduzir nova sistemática de abordagem da dor pélvica e da dispareunia para solução desse grave problema.

A abordagem dependerá dessa conceituação para ficar muito clara, como afirmam Goldstein e Burrows (2017): "*os profissionais, que cuidam dessas pacientes (mulheres que sofrem de dor sexual), devem ter não apenas o conhecimento médico necessário, mas também empatia e compaixão*". Reafirmamos que o conhecimento é obrigatório, porque é necessário esclarecimento com mudanças nas atitudes e resolução de patologias das pacientes, pois, mesmo que empatia e compaixão sejam bem-vindas, continuarão, com a má qualidade da vida sexual, se não resolverem a causa da dispareunia e, para isso, é necessário conhecer as classificações dos Transtornos Sexuais Dolorosos (TSD).

CLASSIFICAÇÕES DOS TSD

Araújo e Lotufo Neto (2014) apresentam uma nova classificação do TSD, que, segundo Weijmar e colaboradores (2005) e Lahaie e colaboradores (2015), é controversa, pois essa classificação do TSD:

> "Representa um grupo heterogêneo, no qual a distinção entre dispareunia e vaginismo nem sempre é possível durante a avaliação clínica. As pacientes vagínicas apresentam maior tônus e força muscular que as pacientes com dispareunia superficial e controles; também exibem mais medo associado. Mulheres com dispareunia tendem a continuar o intercurso sexual apesar da dor, motivadas por culpa, senso de dever e preocupações com o parceiro, enquanto mulheres com vaginismo tendem a evitar atividade sexual com penetração; tais comportamentos podem perpetuar e até agravar a sintomatologia".

Transtorno da dor genitopélvica/penetração está, atualmente, assim redigido, como apresentado por Araújo e Lotufo Neto (2014):

DSM-5 – Critérios Diagnósticos 302.76 (F52.6)

A) Dificuldades persistentes ou recorrentes com um (ou mais) dos seguintes:
   1. Dificuldade de penetração vaginal durante a relação sexual.
   2. Dor vulvovaginal ou pélvica intensa durante a relação sexual vaginal ou nas tentativas de penetração.
   3. Medo ou ansiedade intensa de dor vulvovaginal ou pélvica em antecipação a, durante ou como resultado de penetração vaginal.
   4. Tensão ou contração acentuada dos músculos do assoalho pélvico durante tentativas de penetração vaginal.

Com base nos conceitos dos TSD, fazemos a seguinte sugestão para a redação do sexto Manual Diagnóstico e Estatístico (DSM-6) com os Critérios Diagnósticos n° 302.76 (F52.6) transtorno da dor genitopélvica/penetração:

1. Transtorno da dor genitopélvica relacionada com contexto sexual/penetração

A) Dificuldades persistentes ou recorrentes em mulheres, sempre com vida sexual ativa e queixa de dispareunia, com um (ou mais) dos seguintes critérios:

1.1 Penetração vaginal durante a relação sexual e distúrbios mentais, como depressão, ansiedade e outros afins.
1.2 Dor vulvovaginal – dispareunia superficial, nas tentativas de penetração ou na entrada do pênis ou dispositivos no óstio vaginal, causada por alteração anatômica ou por patologia na entrada da vagina, como, por exemplo, uma inflamação da glândula de Bartholin, e distúrbios mentais, como depressão, ansiedade e outros afins.
1.3 Medo ou ansiedade intensa de dor vulvovaginal ou pélvica em antecipação ao resultado da penetração vaginal. (Semelhante ao comportamento do medo de tomar injeção??).
1.4 Tensão ou contração acentuada dos músculos do assoalho pélvico durante tentativas de penetração vaginal, correspondente ao vaginismo.
1.5 Dor genitopélvica – dispareunia de profundidade, exclusivamente durante o coito, causada por dispareunia primária, que é a desproporção entre o tamanho da vagina pequena em relação ao tamanho do pênis que a penetra, e distúrbios mentais, como depressão, ansiedade e outros afins, como na SVCR de dispareunia primária.
1.6 Dor genitopélvica – dispareunia de profundidade relatada durante o coito, quando está ausente antes e depois do coito; ou agravada durante o coito, quando está presente antes ou depois do coito, causada por dispareunia secundária, que é a presença de alteração anatômica ou de patologia no fundo da vagina, como, por exemplo, endometriose, Doença Inflamatória Pélvica (DIP), massas pélvicas e outras, e distúrbios mentais, como depressão, ansiedade e outros afins, como na SVCR de dispareunia secundária.

Determinar subtipo:
Ao longo da vida:
- A perturbação esteve presente desde que a mulher se tornou sexualmente ativa.

Adquirido:
- A perturbação iniciou-se depois de um período de função sexual relativamente normal.

Especificar a gravidade atual:

- *Leve*: evidência de sofrimento leve em relação aos sintomas do critério A.
- *Moderada*: evidência de sofrimento moderado em relação aos sintomas do Critério A.
- *Grave*: evidência de sofrimento grave ou extremo em relação aos sintomas do critério A.

2. Transtorno da Dor Genitopélvica Sem Queixa de Dispareunia, mas com Atividade Sexual

A) Dificuldades persistentes ou recorrentes em mulheres, sempre com vida sexual ativa, sem dor sexual, com os seguintes critérios:
   2.1 Dor genitopélvica com causa orgânica definida e distúrbios mentais, como depressão, ansiedade e outros afins. Encontro clínico ou de imagem de patologias ginecológicas, urológicas, proctogastrointestinais e neuro-osteomusculares.
   2.2 Dor genitopélvica, sem causa orgânica definida e excluída, e distúrbios mentais, como depressão, ansiedade e outros afins. Ausência de sinais de imagem e de sinais e sintomas clínicos de patologias ginecológicas, urológicas, proctogastrointestinais e neuro-osteomusculares.
      2.2.1 Psicossocial
      2.2.2 Psicoemocional
      Determinar subtipo:
      Ao longo da vida:
      - A perturbação esteve presente desde que a mulher se tornou sexualmente ativa.

      Adquirido:
      - A perturbação iniciou-se depois de um período de função sexual relativamente normal.

      Especificar a gravidade atual:
      - *Leve*: evidência de sofrimento leve em relação aos sintomas do critério A.
      - *Moderada*: evidência de sofrimento moderado em relação aos sintomas do critério A
      - *Grave*: evidência de sofrimento grave ou extremo em relação aos sintomas do critério A.

3. Transtorno da Dor Genitopélvica Não Relacionada com Contexto Sexual

A) Queixa de dor genitopélvica persistente ou recorrente em mulheres, com certeza, sem vida sexual ativa:
   3.1 Dor genitopélvica, com causa orgânica definida e distúrbios mentais, como depressão, ansiedade e outros afins. Achado clínico ou de imagem

de patologias ginecológicas, urológicas, proctogastrointestinais e neuro-osteomusculares.
3.2 Dor genitopélvica sem causa orgânica definida.
  3.2.1 Psicossocial
  3.2.2 Psicoemocional
  - Exclui dor de causa ginecológica.
  - Exclui dor de causa proctogastrointestinal.
  - Exclui dor de causa urológica.
  - Exclui dor de causa osteoneuromuscular/SVCR.
  Ao longo da vida:
  - A perturbação esteve presente desde que a mulher se tornou sexualmente ativa.
  Adquirido:
  - A perturbação iniciou-se depois de um período de função sexual relativamente normal.
  Especificar a gravidade atual:
  - *Leve*: evidência de sofrimento leve em relação aos sintomas.
  - *Moderada*: evidência de sofrimento moderado em relação aos sintomas.
  - *Grave*: evidência de sofrimento grave ou extremo em relação aos sintomas.

DIAGNÓSTICO

O enquadramento, desses novos itens, facilitará a abordagem de mulheres com dor genitopélvica pelos profissionais de saúde, que atendem mulheres com essas queixas, pois, conforme Gerin (2008):

> *"Quando estas conseguiram exteriorizá-las a estes profissionais, receberam orientações desconexas e não foram encaminhadas a profissionais habilitados à temática da sexualidade, o que demonstra o despreparo dos profissionais de saúde e dos serviços para receber e auxiliar esta clientela".*

Infelizmente, o que se verifica são tentativas de diagnósticos, de dispareunia, sem exame clínico efetivo. Por isso, é importante que em uma equipe multidisciplinar tenha ginecologista, com experiência para fazer exame ginecológico, com toque para descobrir possíveis lesões parametriais, inflamações pélvicas, massas pélvicas e determinar o tamanho da vagina e a sua capacidade de distensão, podendo, assim, detectar causas orgânicas, pois, muitas vezes, exames de imagem, não são suficientes e adequados, para fazer diagnóstico de muitas lesões pélvicas, como focos de endometriose palpáveis, no exame de toque, não vistos nas ultrassonografias pélvica e transvaginal.

Muitas vezes, o diagnóstico de dor pélvica de causa ginecológica só é possível de ser afirmado quando o exame físico descarta qualquer possibilidade de patologias pélvicas, que poderiam ser causadoras dessa dor.

Basson (2013) recomenda, para o exame clínico, avaliação da dispareunia superficial/de introito:

> *Que seja feita a inspeção de toda a pele vulvar, incluindo as dobras entre os pequenos e os grandes lábios (para verificar se há fissuras típicas de candidíase crônica) e o capuz do clitóris, o meato uretral, o hímen e as aberturas dos ductos das glândulas vestibulares maiores (para verificar se há atrofia, sinais de inflamação e lesões cutâneas anormais, que exigem biópsia. A PVD (vestibulodinia provocada) pode ser diagnosticada usando um cotonete para produzir alodinia (dor causada por estímulo não nocivo); devem-se tocar as áreas externas, não dolorosas, antes de ir para as áreas tipicamente dolorosas (i. e., borda exterior do anel himenal, fendas adjacentes ao meato uretral). Pode-se suspeitar de hipertonicidade do músculo pélvico, se a dor, for similar à que ocorre durante a relação sexual, puder ser reproduzida pela palpação dos músculos levantadores do ânus, em especial, em volta da espinha isquiática. A palpação da uretra e da bexiga pode identificar sensibilidade anormal.*

Também Basson (2013) recomenda, e referendamos, para a avaliação da dispareunia profunda, que "*sempre seja feito um exame bimanual cuidadoso*", com palpação uterina ou anexial, bem como para checar se há nódulos no fundo de saco e no fórnice vaginal. Também se pode indicar um exame retal, para checar o septo retovaginal e a superfície posterior do útero e anexos. Suspeitas de distúrbios uterinos e ovarianos são avaliadas com estudo de imagens, conforme indicado clinicamente e acrescentamos que se pesquise o sinal de Matthes, como descrito por Matthes e colaboradores (2012): para provocar a dor com o movimento cervical.

Para abordagem atual da dispareunia e dor pélvica, para facilitar e abordar adequadamente pacientes com queixa de dor pélvica e/ou dispareunia, usamos um algoritmo (Figura 15.1) em todas as consultas, que recomendamos a todos os profissionais, como manejo da dor sexual, atualmente.

ABORDAGEM ATUAL DA DOR NA RELAÇÃO SEXUAL

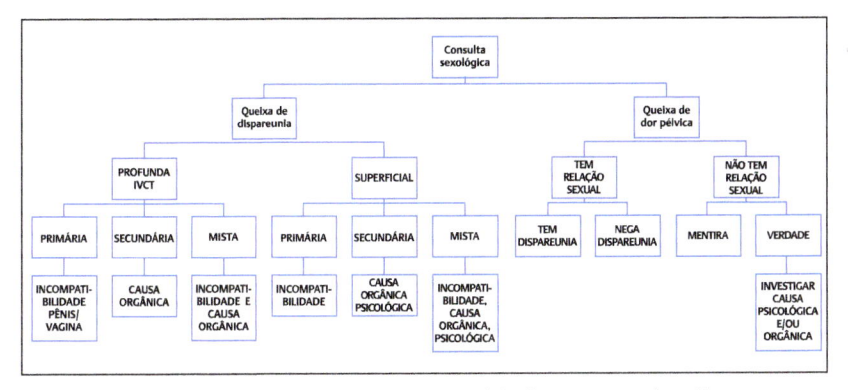

Fig. 15.1 Processo e fluxograma da abordagem atual da dispareunia e dor pélvica.

Duas situações se apresentam:

1. Abordagem da paciente com queixa de dor pélvica:
   A) Deve-se perguntar se tem relação sexual. Mulheres virgens quase nunca relatam dor pélvica e, quando isso ocorre, quase sempre tem uma causa orgânica.
   B) Deve-se tomar cuidado especial em certificar-se de que a paciente não esteja mentindo, pois não é incomum pacientes solteiras e viúvas negarem ter vida sexual, mesmo tendo essa prática. O exame físico ginecológico pode confirmar ou duvidar dessa negação.
   C) Se houver convencimento de que realmente a paciente não tem relação sexual, devem-se investigar e descartar todas as causas de dor pélvica que correspondem às causas ginecológicas, urológicas, proctológica-intestinais e neuro-osteomuscular e, quando todas forem descartadas, fica-se com as causas psicológicas.
   D) Paciente relata ter relação sexual com dispareunia.
2. Abordagem da paciente com queixa de dispareunia (algoritmo – Figura 15-1). Primeiramente, deve-se caracterizar a dor sexual:
   A) Se a dor for na entrada da vagina ou vulva, trata-se de dispareunia superficial. Deve-se fazer exame ginecológico com foco em alterações anatômicas, investigar vulvodinia, vaginismo. Se presente, preferencialmente, deve-se encaminhar a ginecologistas e fisioterapeutas habilitados em sexologia. Se se descartar causa orgânica, infere-se que a causa é psicológica, e deve ser encaminhada a sexólogos clínicos com foco em psicoterapia.
   B) Se a dor for exclusiva no fundo vaginal, trata-se de dispareunia de profundidade, portanto, portadora da SVCR. Deve-se encaminhar a ginecologistas habilitados em sexologia.

Após exame ginecológico minucioso com verificação do tamanho e flexibilidade da vagina, deve-se definir se a dispareunia é primária ou secundária:

A) Se a dispareunia for primária, orientar o casal para tratamento da SVCR.
B) Se a dispareunia for secundária, resolver a causa orgânica.
C) Se mista, deve-se resolver a causa orgânica e orientar o casal para tratamento da SVCR.

TRATAMENTO

O tratamento deve ser individualizado, e os riscos e benefícios, especialmente de abordagens invasivas, devem ser ponderados. Matthes e Zucca-Matthes (2012) recomendam, para o tratamento das pacientes portadoras da SVCR, repouso sexual por, pelo menos, 15 dias e uso de anti-inflamatórios pelo mesmo período. As mulheres são orientadas, ao retornar às atividades sexuais, a adotar posições que impeçam a penetração total do pênis, pois, se a mulher tiver ciência da extensão do seu canal vaginal será capaz de mensurar o comprimento do pênis do parceiro.

A mulher conhecedora do tamanho de sua vagina poderá orientar seu parceiro sexual para realizar uma penetração controlada, proporcional, parcial ou evitar posições, sabidamente, que permitem a penetração maior do pênis. Recomenda-se também o tratamento proposto por Basson (2013):

1. O estrogênio tópico é útil para vaginite atrófica e rompimento recorrente do frênulo posterior. Um anestésico tópico ou banhos de assento quentes podem ajudar a aliviar a dispareunia superficial.
2. Terapias psicológicas, como terapia cognitivo-comportamental, plena atenção e terapia cognitiva com base na plena atenção, muitas vezes podem ajudar.
3. Mulheres com hipertonicidade do músculo pélvico, incluindo aquelas com PVD - Vestibulite vulvar provocada, podem-se beneficiar da fisioterapia pélvica treinando o músculo do assoalho pélvico, possivelmente com um *biofeedback* para ensinar o músculo pélvico a relaxar.
4. Tratamento da causa quando possível (p. ex., estrogênio tópico para vaginite atrófica, fisioterapia pélvica para hipertonia muscular pélvico).
5. Instrução sobre dor crônica e seus efeitos sobre a sexualidade.
6. Psicoterapias.
7. Mudanças de comportamento: Os casais devem ser encorajados e ensinados a desenvolver formas satisfatórias de sexo sem penetração.
8. Discutir questões psicológicas, que contribuem e são causadas pela dor crônica.
9. Quando possível, tratar as anormalidades físicas primárias, que contribuem para a dor (p. ex., endometriose, líquen escleroso, distrofias vulvares, infecções vaginais, malformações congênitas, fibrose por irradiação).

10. Tratar hipertonia muscular pélvica coexistente.
11. Tratar comorbidade com transtornos sexuais de desejo/interesse ou excitação.

Brasil e Abdo (2016) recomendam o uso de antidepressivos tricíclicos, como amitriptilina; antidepressivos inibidores da recaptação de serotonina e noradrenalina, como venlafaxina e duloxetina; e anticonvulsivantes, como gabapentina, lamotrigina e pregabalina. Têm sido associados à boa resposta no tratamento de dor neuropática e podem ser opções terapêuticas na dispareunia, embora sejam necessários mais estudos, para avaliar a real eficácia desse grupo. Os antidepressivos, também, podem ser utilizados para tratamento de ansiedade e depressão, frequentes nessas pacientes.

As terapias locais incluem o uso de cremes estrogênicos, no caso da atrofia da vagina, géis hidrossolúveis para melhorar a lubrificação, aplicação tópica de lidocaína, injeção de toxina botulínica, procedimentos cirúrgicos, como vestibulectomia (na vestibulodinia provocada) e cirurgias laparoscópicas (endometriose, adesões pélvicas, tumores). Abordagens de fisioterapia com uso de dilatadores, *biofeedback*, exercícios do assoalho pélvico e estimulação elétrica têm apresentado resultados promissores. Nas atrofias genitais, o emprego da *laserterapia* pode trazer benefícios. A psicoterapia, também, tem sido associada a desfechos favoráveis, em particular, técnicas de terapia cognitivo-comportamental e práticas de atenção plena.

CONCLUSÕES

Com o emprego do algoritmo da dor sexual, os profissionais que atendem mulheres com queixas de dispareunia, poderão abordar o problema adequadamente, instituir o tratamento apropriado e, com isso, beneficiar suas pacientes, para que tenham melhor qualidade de vida sexual.

ENJOY!........ GAIOLA CONFORTÁVEL, FELICIDADE GERAL!

CAPÍTULO 16

Acredito que a melhor palavra que descreve uma sexualidade saudável é a palavra inglesa ENJOY, que na nossa língua portuguesa significa apreciar, beneficiar-se, curtir, desfrutar, divertir-se, gozar, usufruir... exatamente, como devemos vivenciar, nossa vida sexual, sem medo, sem culpa e com responsabilidade.

É óbvio que a gaiola, representada pela vagina, não é exatamente uma gaiola, que confina um pássaro, mas sim o local anatômico da mulher, que acomoda temporariamente o pênis, o pássaro colocado nesta gaiola.

Provavelmente, na natureza, nenhum pássaro gostaria de ficar preso em uma gaiola, mas sim solto, livre para voar, contudo, podemos inferir que, na condição, de estar preso, deveria sentir-se confortável, com espaço, para movimentar-se, além de caber, plenamente, neste espaço, que o acomoda, sem estar forçando suas paredes para não danificá-la.

Para você, que tem vagina, gaiola, a mensagem deste livro é para que saiba usá-la da melhor maneira possível, para gozar de muito prazer, consciente de que ela esteja, sempre, apta a guardar um passarinho, que vai ficar bem, dentro dela, sem ser motivo de desconforto para você e sim de muita satisfação.

Para isso você deve, sempre, mantê-la, em ótima condição de saúde, trófica, hidratada, sem infecções e traumatismos, devendo regularmente fazer esta avaliação com seu ginecologista, bem como saber qual "passarinho" você pode introduzir lá dentro, sabendo que passarinho muito grande e intempestivo pode estragar sua gaiola. Lembrando que diante de um passarinho grande, você só precisa saber manejá-lo, sem necessidade de perdê-lo, desde que valha a pena.

Para você, que tem pênis, passarinho, a mensagem deste livro é para que saiba colocá-lo, adequadamente, dentro de uma gaiola, inclusive para não sofrer traumatismo, como descrito, felizmente, em raras ocasiões, porém passível de ocorrer fratura do pênis, que poderá trazer consequências sérias para o seu futuro sexual.

Também, para entender que nem toda gaiola conseguirá comportar inteiramente seu pênis e por isso, para não traumatizar a vagina de sua companheira, é importante, que nos primeiros relacionamentos o casal converse, claramente, sobre dificuldades encontradas, na penetração ou no fundo da vagina, que esteja causando dor ou desconforto para você ou para ela ou para ambos.

Enfim, para todo mundo, este livro é para esclarecer que a vagina "*não acomoda pênis de qualquer tamanho*", diferentemente do que a mídia e mesmo artigos científicos dizem, pois a vagina da mulher, como todo tecido orgânico, tem limite de distensibilidade e caso for ultrapassado, será danificada, acarretando dor para a mulher, portanto, a finalidade principal é orientar a todos que têm vida sexual que a tenham sem dor, caso queiram assim; este é o meu desejo para sua vida sexual.

Por fim, também é meu desejo que seja feliz; a expressão que gosto de usar, e que expressa verdadeiramente o ato sexual prazeroso é: ENJOY, sem medo, sem culpa, sem vergonha e com muita responsabilidade, para não adquirir nem passar doenças e não engravidar se não for a sua vontade.

Enjoy! Bom proveito!

LEITURAS RECOMENDADAS

CAPÍTULO 17

A dor lombar. Porto Alegre. Sem data. Disponível em: http://www.clinicaprotrauma.com.br/dorlom.htm. Acesso em 31/03/2012.
Abdo CHN. Descobrimento sexual do Brasil. São Paulo: Summus Editorial; 2004.
Abdo CHN, Oliveira Jr WM. O ginecologista brasileiro frente às queixas sexuais femininas: um estudo preliminar. Revista Brasileira de Medicina (São Paulo). 2002;59(3):179-86.
Andrea FA, Termini L. Vagina general. Available at: http://www.oncogineco.com/og/visualizar/Material.php?idMaterial=34. Accessed February 10, 2016.
Andrés J, Chaves S. Coccygodynia: a proposal for an algorithm for treatment. J Pain. 2003; 4:257-66.
Araujo AC, Lotufo Neto FA. Nova classificação Americana para os Transtornos Mentais – o DSM-5. Revista Brasileira de Terapia Comportamental e Cognitiva (São Paulo). 2014 abril;16(1) .
Ávila W. Meninos aprendem sacanagem, não sexualidade. Out. 2009. Seção saúde In: Neuman C. Blog: R7 Notícias. Disponível em: http://noticias.r7.com/saude/noticias/-meninos-aprendem-sacanagem-nao-sexualidade-diz-urologista-20091025.html. Acesso em: 08 abril 2012.
Bachmann G, Phillips N. Dyspareunia: including this diagnosis in chronic pain reporting. Menopause. 2016 ;23(1):1-2.
Bajaj P, Baiai P, Madsen H, Arendt-Nielsen L. Endometriosis is associated with central sensitization: a psychophysical controlled study. J Pain. 2003;4(7):372-80.
Barnhart KT, Izquierdo A, Pretorius ES, et al. Base line dimensions of the human vagina. Hum Reprod. 2006; 26:1618-22.
Binik YM. The DSM diagnostic criteria for dyspareunia. Arch Sex Behav. 2010; 39:292-303.
Boardman LA, Stockdal CK. Sexual pain. Clinical Obstetrics and Gynecology, Hagerstown, MD. 2009 Dec;52(4):682-90.
Bouer J. Se uma vagina tem 9 cm de profundidade. São Paulo, jun. 2008. Seção Vagueando na notícia. Disponível em: http://vagueando.forumeiros.com/t338-se-uma-vagina-tem-9-cm-de-profundidade?high light=VAGINA+CURTA. Acesso em 08 abril 2012.
Brasil APA, Abdo CHNA. Transtornos sexuais dolorosos femininos. Diagnóstico e Tratamento (São Paulo) 2016;21(2):89-92.

Brauer M, et al. Predictors of task persistent and fear-avoiding behaviors in women with sexual pain disorders. The Journal of Sexual Medicine(Amsterdam) 2014 Dec;11(12):3051-63.

Broder MS, Kanouse DE, Mittman BS, Bernstein SJ. The appropriateness of recommendations for hysterectomy. Obstet Gynecol. 2000;95(2):199-205.

Cheong Y, William SR. Chronic pelvic pain: aetiology and therapy. Best Pract Res Clin Obstet Gynaecol. 2006;20(5):695-711.

Diagnostic Validity of Criteria for Sacroiliac Joint Pain: A Systematic Review. J Pain. 2009;10(4):354-68.

Dispareunia – dor durante o ato. Blog de Boa Saúde. http://boasaude.uol.com.br/lib/ShowDoc.cfm?LibDocID=4782&ReturnCatID=1781. Copyright © 2011 Bibliomed, Inc. 14 de Julho de 2011.Disponível em 31/03/2012.

Do big penises hurt? AskMen.com. Visitado em 14 de agosto de 2006.

Doença Primária. In: Wikipedia: a enciclopédia livre. [San Francisco, CA: Wikimedia Foundation, 2019]. Disponível em: https://pt.wikipedia.org/wiki/Doença_primária. Acesso em: jul. 2019.

Does Penis Size Really Matter? WebMD (27 de maio de 2002). Does size matter TheSite.org Visitado em 4 de agosto de 2006.

Drutz HP, Alarab M. Pelvic organ prolapse: demographics and future growth prospects. Int Urogynecol J. 2006;17(1):S6-S9.

Fernandes JC. Lesão do esforço repetitivo (ler). Bauru-SP, jan 2004, Seção Módulo 4. Doenças do Trabalho. Disponível em: http://www.bauru.unesp.br/curso_cipa/4_doencas_do_trabalho/2_ler.htm. Acesso 05/04/2016.

Franken M. (2010). Flexibility: physiological and limiting factors. EFD eportes. com, Digital Magazine, Buenos Aires, Año 15, n. 148. Available at:http://www.efdeportes.com/efd148/flexibilidade-aspectos-fisiologicos-e-fatores-limitantes.htm.Accessed: Abril 5, 2012.

Gambone JC, Mittman BS, Munro MG, Scialli AR, Winkel CA. Chronic Pelvic Pain/Endometriosis Working Group. Consensus statement for the management of chronic pelvic pain and endometriosis: proceedings of an expert-panel consensus process. Fertil Steril. 2002;78(5):961-72.

Gatchel RJ, Okifuji A. Evidence-Based Scientific Data Documenting the Treatment and Cost-Effectiveness of Comprehensive Pain Programs for Chronic Non malignant Pain. J Pain. 2006;7(11):779-93.

Gerin LA. Ocorrência de dispareunia entre mulheres: como fica a saúde sexual?2008. Dissertação (Mestrado em Enfermagem em Saúde Pública) – Escola de Enfermagem de Ribeirão Preto, Universidade de São Paulo, Ribeirão Preto, 2008.

Goldstein AT, Burrowa LJ. Sexual Pain Disorders in Women. Washington, DC: The Center for Vulvovaginal Disorders, 2011. Disponívelem:http://www.issm.info/news/review-reports/sexual-pain-disorders-in women/. Acesso em: 20 dez. 2017.

Grace V, Zondervan K. Chronic pelvic pain in women in New Zealand: comparative well-being, comorbidity, and impact on work and other activities. Health Care Women Int. 2006;27(7):585-99.

Gray H. The vagina. Cap. Splanchnology. The urogenital apparatus d4. In: Body (Ed.): Gray's Anatomy of the Human Body. Philadelphia & Febiger, 2000. p. 20.

Hines, T. The G-Spot: A modern gynecologic myth. Am J Obstet Gynecol 185(2):359-62.

Howard FM. The role of laparoscopy in chronic pelvic pain: promise and pitfalls. Obstet Gynecol Surv. 1993;48:357-87.

Hunter MN, Nakagawa S, Van Den Eeden SK, Kuppermann M, Huang AJ. Predictors of impact of vaginal symptoms in postmenopausal women. Menopause. 2016;23(1):40-6.

J Merritt-Gray M, Ford-Gilboe M, Lent B, Varcoe C, Campbell JC. Chronic Pain in Women Survivors of Intimate Partner Violence. J Pain. 2008;9:1049-57.

Lahaie MA, et al. Can Fear, Pain, and Muscle Tension Discriminate Vaginismus from Dyspareunia/Provoked Vestibulodynia? Implications for the New DSM-5 Diagnosis of GenitoPelvic Pain/Penetration Disorder. Archives of Sexual Behavior(New York). 2015 Aug;44(6):1537-50.

Latthe P, Latthe M, Say L, Gulmezoglu M, Khan KS. WHO systematic review of prevalence of chronic pelvic pain: a neglected reproductive health morbidity. BMC Public Health. 2006;6:177.

Lesão do esforço repetitivo (LER). http://www.bauru.unesp.br/curso_cipa/4_doencas_do_trabalho/2_ler.htm. Disponível em 05/04/2012.

Mathias SD, Kuppermann M, Liberman RF, et al. Chronic pelvic pain: prevalence, health-related quality of life, and economic correlates. Obstet Gynecol. 1996;87(3):321-7.

Matthes ACS, Matthes GZ. A comment about the quantitative analysis of normal vaginal shape and dimension. Int Urogynecol J. 2016;27(10):1609-10.

Matthes ADCS, Zucca-Matthes G. Re: Painful sex (dyspareunia) in women: prevalence and associated factors in a British population probability survey: Dyspareunia is a global public health problem! BJOG. 2017 Oct.;124(11):1789.

Matthes ACS, Zucca -Matthes G, Oliveira MA. The Genito Urinary Syndrome of Menopause Presents Sexual Symptoms that can be Best Explained by the Relative Short Vagina Syndrome. Gynecol Obstet. 2016;6:382.

Matthes ACS, Zucca- Matthes G. Description of a medical condition: RSVS – Relative short vagina syndrome. RBSH. 2012;23:31-8. Online exclusive access by the SBRASH site: http://www.sbrash.org.br/revistas/sobre-a-rbsh. ISSN: 2236-0530.

Matthes ACS, Zucca-Matthes G. Measurement of Vaginal Flexibility and Its Involvement in the Sexual Health of Women. J Women's Health Care. 2016; 5:302-5.

Matthes ACS, Zucca-Matthes GZ. Quality of life of menopausal women with genital urinary menopause syndrome. AJOG. 2017;217(5):624.

Matthes ACS, Zucca-Matthes GZ. The vagina flexibility of the measure and its effect on the sexual health of women: Anais do XIX Congresso Paulista de Obstetrícia e Ginecologia. P. 232; Transamérica Expo Center, São Paulo. Available at: http://dv.sogesp.com.br/congresso/2014/anais/files/assets/common/downloads_b67608ec/files.

Matthes CS. Presentation of 03 Case Reports that Help Gynecologists Understand the Deep Dyspareunia. J Gynecol Women's Health. 2018:11(1):555805.

Matthes ACS, Zucca -Matthes G. Descrição de uma condição médica: SVCR – Síndrome da vagina Curta Relativa. Revista Brasileira de Sexualidade Humana. 2012;23(2):31-8.

Matthes ACS, Zucca -Matthes G. Dyspareunia: an ever present discussion. Menopause. 2016;23(6): 698-99.

Matthes ACS. Abordagem atual da dor na relação sexual (dispareunia) Revista Brasileira de Sexualidade Humana (RBSH). 2019;30(1):14-22.
Meldau DC. Dispareunia. Florianópolis-SC, jan. 2012. Seção saúde. Disponível em: http://www.infoescola.com/saude/dispareunia/. Acesso em 08/04/2012.
Mendonça FMAF. Dor nas relações sexuais – sinal de alerta! Blog: A saúde da mulher do século 21. http://draflaviaaguiar.blogspot.com.br/2008/06/dor-nas-relaes-sexuais-sinal-de-alerta.html. Disponível em 01/04/2012.
Morber J. The average human vagina. Available at: (http://www.doublexscienceorg/the-average-human-vagina/. Accessed on February 12, 2016.
My question is quite simple; what would the sex interaction be like if a man's penis is too long? Can the vagina make itself flexible to accommodate? Dr. Yanning Li, Linz, Austria.
Nogueira AA, Reis FC, Poli OB. Approach of chronic pelvic pain in women. Rev Bras Ginecol Obstet. 2006; 28:733-40.
Pendergrass PB, Belovicz MW, Reeves CA. Surface area of the human vagina as measured from vinyl polysiloxane casts. Gynecol Obstet Invest. 2003; 55:110-3.
Pendergrass PB, Reeves CA, Belovicz MW, et al. Comparison of vaginal shapes in Afro-American, Caucasian and Hispanic women as seen with vinyl polysiloxane casting. Gynecol Obstet Invest. 2000; 50:54-9.
Pendergrass PB, Reeves CA, Belovicz MW, Molter DJ, White JH. The shape and dimensions of the human vagina as seen in three-dimensional vinyl polysiloxane casts. Gynecol Obstet Invest. 1996; 42:178–82.
Rosa-e-Silva ACJS. Abordagem ginecológica da adolescente. In: Rosa e Silva ACJS. Ginecologia da infância e adolescência. 1st ed. Porto Alegre: Artmed; 2012.
Simoneau S, Saint Vicent M, Chicoine D. Les LATR. Mieux les comprendre pour mieux les prévenir. Guide de l'Association paritaire pour la santé et la sécurité du travail et de l'IRSST du Québec, Canada 1996, 60 p. (format pdf, 1,37 Mo) Disponível em: http://www.aspme.org/vw/fd/latr.pdf/$file/latr.pdf?OpenElement. Acesso em: 05 abril 2012.
SORENSEN J, et al. Evaluation and Treatment of Female Sexual Pain: a Clinical Review. Cureus (Palo Alto). 2018; 10(3).
Szadek KM, Wurff PV, Tulder MWV, et al. Penile Length in the Flaccid and Erect States: Guidelines for Penile Augmentation. Visitado em 14 de setembro de 2006.
Veale D, Miles S, Bramley S, Muir G, Hodsoli J. Am I normal? A systematic review and construction of nomograms for flaccid and erect penis length and circumference in up to 15,521 men. BJU International. 2015; 115(6):978-86.
Weijmar S, Basson R, Binik Y, et al. Women's sexual pain and its management. The Journal of Sexual Medicine (Amsterdam). 2005;2(3): 301-16.
Wuest J, Merritt-Gray M, Ford-Gilboe M, et al. Chronic Pain in Women Survivors of Intimate Partner Violence. J Pain. 2008;9:1049-57.
Zondervan K, Barlow DH. Epidemiology of chronic pelvic pain. Baillieres Best Pract Res Clin Obstet Gynaecol. 2000;14(3):403-14.
Zondervan KT, Yudkin PL, Vessey MP, Dawes MG, Barlow DH, Kennedy SH. Prevalence and incidence of chronic pelvic pain in primary care: evidence from a national general practice database. Br J Obstet Gynaecol. 1999a; 106(11):1149-55.
Zondervan KT, Yudkin PL, Vessey MP, et al. Patterns of diagnosis and referral in women consulting for chronic pelvic pain in UK primary care. Br J Obstet Gynaecol. 1999b;106: 1156-61.

SITE

www. correio24horas.com.br/detalhe/noticia/site-mapeia-tamanho-de-penis-de-cada-pais-brasil-esta-entre-os-segundos-maiores/?cHash=c06d0c2f9ee95aefaded0c5dbc819244.
https://www.targetmap.com/viewer.aspx?reportId=3073.
https://diariogaucho.clicrbs.com.br/rs/entretenimento/noticia/2015/10/o-que-fazer-quando-a-parceira-tem-dor-na-transa-4887137.html.
https://www.nippojovem.com.br/sexo01/perguntas/femi/dores.php.
https://diariogaucho.clicrbs.com.br/rs/entretenimento/noticia/2015/10/o-que-fazer-quando-a-parceira-tem-dor-na-transa-4887137.html.
https://diariogaucho.clicrbs.com.br/rs/entretenimento/noticia/2015/10/o-que-fazer-quando-a-parceira-tem-dor-na-transa-4887137.html.
https://desciclopedia.org/wiki/Deslistas:Nomes_populares_para_a_vagina.
www.vix.com/pt/bdm/saude/10-fatos-curiosos-sobre-vagina-que-homens-e-mulheres-deveriam-conhecer.
Www.vix.com/pt/bdm/saude/5-coisas-que-seu-ginecologista-nunca-te-contou-sobre-a-saude-da-sua-vagina.
https://juniperpublishers.com/jgwh/JGWH.MS.ID.555805.php.
https://diariogaucho.clicrbs.com.br/rs/pergunta/falando-de-sexo-233/10939.html.
https://www.muitointeressante.com.br/pq/as-vaginas-tem-um-tamanho-padrao.
https://mdemulher.abril.com.br/amor-sexo/reportagem/sexo-saude/manual-vagina-21-segredos-voce-precisa-saber-688111.shtml.
https://mayumisato.blogosfera.uol.com.br/2020/01/05/afinal-tamanho-e-documento-duas-mulheres-falam-sobre-o-que-da-mais-prazer/.
https://www.sitedecuriosidades.com/curiosidade/como-o-penis-e-conhecido-porpularmente.html.
https://www.merckmanuals.com/professional/gynecology-and-obstetrics/sexual-dysfunction-in-women/provoked-vestibulodynia-vulvar-vestibulitis-pvd.
https://www.merckmanuals.com/professional/gynecology-and-obstetrics/sexual-dysfunction-in-women/provoked-vestibulodynia-vulvar-vestibulitis-pvd.
https://www.boasaude.com.br/artigos-de-saude/4782/-1/dispareunia-x-dor-durante-o-ato-sexual.htm.
https://www.vaginismo.com.br/2016/09/a-cura-da-dor-na-relacao-depois-de-uma-lua-de-mel-dificil.html.
https://gramho.com/explore-hashtag/vulvod%C3%ADnea.
https://pt.wikipedia.org/wiki/Sexo.
https://www.uol.com.br/universa/noticias/redacao/2017/10/20/homens-relatam-casos-de-fratura-peniana-durante-sexo-achei-que-ia-morrer.htm.
https://forum.saude.doutissima.com.br/doutissima/Sexualidade/Preliminares/excitar-mulher-penetrar-topico_756_1.htm.
https://revistaaz.com.br/17-posicoes-sexuais-para-enlouquecer-um-homem-na-cama.html.
https://www.taofeminino.com.br/comportamento/album948831/as-100-melhores-posicoes-sexuais-do-kama-sutra-0.html#p1.
https://www.askmen.com/dating/dzimmer/17_love_answers.html.

ÍNDICE REMISSIVO

A
Algia
　pélvica, 1

B
Baixo ventre
　dor no, 7
Bartholin
　glândulas de, 85

C
Câncer
　ginecológico, 2
Clitóris, 6
Consulta
　ginecológica, 5
Curiosidades e comentários
　sobre a vagina
　　pesquisados na internet, 17
　　　coisas que seu ginecologista
　　　　nunca contou, 53
　　　coisas que toda mulher deve
　　　　contar a seu ginecologista, 54
　　　fatos curiosos sobre, 52
　　　nomes populares, 17

D
Discussão e perguntas
　com respostas
　　sobre a vagina da mulher
　　　pesquisadas na internet
　　　　e comentários do autor, 57-66

Dispareunia
　de profundidade, 2, 12, 95
　mista, 2
　primária, 130, 131
　superficial, 2, 9, 85
　　definição, 131
Dor
　genitopélvica, 133
　　transtorno da, 133
　　　não relacionada com contexto
　　　　sexual, 134
　　　relacionada com contexto
　　　　sexual, 133
　　　sem queixa de dispareunia, 134

E
Enjoy
　felicidade geral, 141

F
Fratura peniana, 110, 111

G
Gaiola
　quais os cuidados que devo ter, 123
　　será que seu passarinho cabe nela,
　　　123
Ginecologista
　coisas que o seu nunca contou, 53
　coisas que toda mulher deve contar
　　ao seu, 54
Glândula
　de Bartholin, 85
　de Skene, 85

K
Kama Sutra, 118
KY, 14, 15

L
Lesões
 de esforço repetitivo, 99
  causa de, 99
  definição, 99

M
Mioma
 intramural, 106

P
Pênis humano
 considerações sobre o tamanho
  verificadas na internet, 71
   comentários sobre, 71
    nomes populares, 75-84
Prolapso
 vagina com, 69

R
Relação(ões) sexual(is), 113
 dor na, 113, 127
  abordagem atual da, 127
   classificações, 132
   critérios diagnósticos, 132
   conceitos, 129
   diagnóstico, 135
   dispareunia, 127
   objetivo, 129
   tratamento, 138
  o que encontramos sobre, 9
   ao pesquisar na internet, 9
    explicações encontradas, 14
 por que ter?, 5
Ressonância magnética, 68

S
Sangue menstrual, 6
Síndrome
 da vagina curta relativa, 95
  apresentação, 100
  casos clínicos da, 103
   caso 1, 103
   caso 2, 104
   caso 3, 105
  causa, 95
  definição, 97
  diagnóstico, 100
  etiologia primária, 98
  prevalência, 100
  sinal, 97
  tratamento, 100
Skene
 glândulas de, 85

T
Terapeuta sexual, 15
Transtorno de penetração, 90
Transtorno sexual
 doloroso, 129
 não coital, 2
Traumatismo
 vaginal, 109
  posições para evitar, 117
   melhores posições
    de acordo com o tipo
     de pênis, 119
     fino, 121
     grande, 120
     grosso, 120
     pequeno, 119
     torto, 121

V
Vagina
 considerações sobre
  o tamanho da, 67
 curiosidades e comentários sobre, 17
  pesquisados na internet, 17
 definição, 6
 discussão e perguntas sobre a, 57
  pesquisadas na internet, 57
   e comentários do autor, 57
 durante a gestação, 125
 fatos curiosos sobre a, 52
 ideal
  para ser penetrada, 125
 medida da, 124
 para que serve a, 5
  por que ter relações sexuais e, 5
 queixas de dor na entrada da, 9

queixas de dor no fundo da, 12
queixas de dor sem especificar a
    localização, 13
tamanho da, 14
traumatismo na, 2
vaginismo, 14, 85
    definição, 14
Vaginose
    bacteriana, 105

Vestibulodinia, 86
    provocada, 86
        desenvolvimento da, 87
        diagnóstico, 87
        dor decorrente da, 87
        tratamento, 87
Vulvodinia, 85, 89
    definição, 89
    sintomas, 89, 90